プライマリ・ケアの現場でもう困らない！

悩ましい "喘息・COPD・ACO" の診かた

著　田中裕士

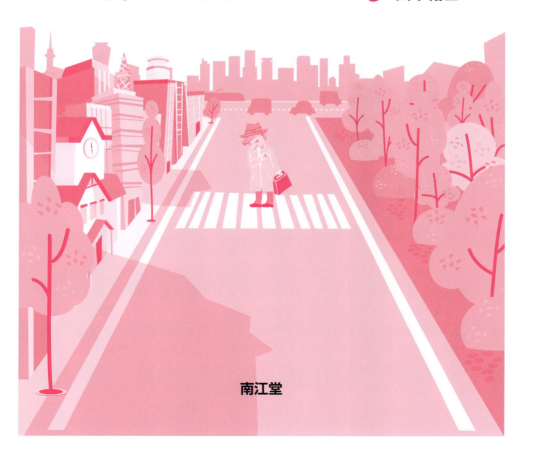

南江堂

文

「えっ！ 私，喘息なの？」
「いったい，いつまで吸入薬を使わなければいけないんですか？」
「COPD？ …って，いったい何ですか？」

呼吸器・アレルギー内科医にとっては当たり前の病名も，患者さんにとっては「初耳」のことが多く，こうした質問の返答に困ることがあります．喘息，chronic obstructive pulmonary disease（COPD）および両疾患のオーバーラップである asthma-COPD overlap（ACO）において，最も難しいのは初期診断，そして経過対応です．初期の診断で大切なのは患者さんの症状の"繰り返しの出現"の有無で，それぞれの疾患で特徴があります．

これらの疾患について，プライマリ・ケアの現場で，簡単な検査だけでどこまで診断できるのか．姉妹書『プライマリ・ケアの現場でもう困らない！ 止まらない"せき"の診かた』（2016年刊）に引き続き挑戦してみたくなりました．

近年，喘息，COPD および ACO の分野においては，プライマリ・ケア医の役割が増してきています．症状などの問診と簡易検査により，短い診療時間で診断することが求められています．これまでの多くの教科書やマニュアル本の目次には，すでに確定診断された疾患が列記され，それぞれの疾患の病態や診療についてエビデンスに基づき整然と解説されていました．一方，本書は，呼吸器・アレルギーを専門とする者として，初期臨床医や専門外の医師にも理解しやすいように，診断の考え方，治療薬選択の具体的方法について，できる限り分かりやすく記載しました．

特に最近の治療の進歩は目覚ましく，数多くの吸入薬が出ていますし，ACO の治療では，近々，長時間作用性抗コリン薬/長時間作用性 β_2 刺激薬/吸入ステロイド薬（LAMA/LABA/ICS）3剤の配合剤も加わる予定です．プライマリ・ケアにおける吸入薬の選択肢が広がった一方で，使用法，減量法，併用薬の使用法について混乱することが予測されます．また，生物学的製剤は，喘息で使用できる種類も増え，大変有用な武器になってきています．COPD や ACO の治療では，家庭でもできる呼吸リハビリテーションや肺感染症の予防も重要です．そこで，本書ではエビデンスに基づいた内容はもちろんのこと，ときにはエビデンスに基づかない経験的診療についても解説し

ています．

　また，各項の冒頭にエッセンスやポイントをまとめ，忙しい読者にも要点をつかみやすいようにしています．手軽に読める本として，日常診療に活用いただけますと幸いです．

　なお，喘息，COPDおよびACOの診療において，治療を続けていても止まらない"せき"への対応が求められることがあります．もちろん，本書でも解説しましたが，ぜひ姉妹書も参照いただければと思います（姉妹書ではコモンな症状である"せき"を取り上げ，鑑別や対応について解説しました）．重なる点もありますが，本書と姉妹書で相互に補完しあっていただければ，いっそう読者の皆様のお役に立てるのではないかと考えています．

　最後になりましたが，本書の企画から出版まで大変お世話になりました，南江堂の平野 萌氏，千田麻由氏に深謝いたします．

2018年10月

認定NPO法人札幌せき・ぜんそく・アレルギーセンター理事長
医療法人社団潮陵会　医大前南４条内科院長

田中裕士

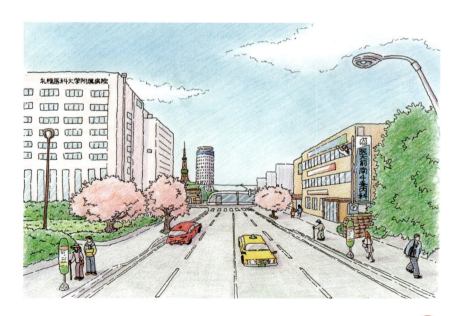

目次

喘息，COPD，ACO に用いる主な吸入長期管理薬 ……………………………… 2

はじめに：喘息・COPD・ACO を診るときに知っておいてもらいたいこと …… 17

第1章　診断の決め手！〜"きっかけ"を逃さない〜　25

Ⓐ 喘息，COPD，ACO は多彩な症状を見せる ………………………………… 25

Ⓑ アレルギー性鼻炎を放置していると咳喘息や喘息になるかも？！ ……… 35

Ⓒ 定期的な治療を要する喘息，COPD，ACO を診断する …………………… 40

Ⓓ 診断的治療のすすめ〜どのくらいで改善したのかチェック〜 ……… 44

🎵 Thunderstorm related asthma（雷雨関連喘息発作）………………… 49

第2章　各種検査をどう活かす？ 〜プライマリ・ケアでできるもの，専門施設に依頼するもの〜　51

Ⓐ プライマリ・ケアでできる検査 ……………………………………………… 51

Ⓑ 専門医による精密検査の概要を知っておく ………………………………… 66

🎵 COPD 患者の視診での特徴 ……………………………………………… 76

第3章　吸入薬の効率的な使い分け・減らし方　　77

Ⓐ 喘息と COPD では使う吸入薬が異なる

　〜ガイドラインも含めて〜 ……………………………………………… 77

Ⓑ 不安定なら 1 日 2 回の吸入薬 ……………………………………………… 91

Ⓒ 安定しているなら 1 日 1 回の吸入薬

　〜ステップダウンを考慮する〜 ………………………………………… 95

Ⓓ 吸入薬はいつまで続ける? ステップダウンと使い分けは?

　〜各吸入薬の特徴を踏まえて〜 ………………………………………… 98

Ⓔ 吸入薬が使えない場合はどうする? ……………………………………… 111

Ⓕ 吸入指導は短時間で効率的に ……………………………………………… 115

　🔘 ランダム化比較試験と実臨床の違い ………………………………… 119

第4章　治療をしていても咳が止まらない… どうする?　　121

Ⓐ ICS，ICS/LABA を投与していても咳が止まらない喘息には

　抗コリン薬を追加してみよう ……………………………………………… 121

Ⓑ 診断が間違っているか，合併症が隠れている?! ……………………… 128

　1. 耳鼻咽喉科疾患の合併が最も多い ……………………………………… 131

　2. 胃食道逆流症（GERD）の合併が増加 ………………………………… 136

　3. 咳喘息とアトピー咳嗽，両者の合併も視野に ………………………… 139

　4. 作業関連喘息 ……………………………………………………………… 144

　5. 口腔喉頭カンジダ症〜一度は口腔内を観察する〜 ………………… 148

　6. 百日咳は全数把握疾患に変更 ………………………………………… 150

　7. マイコプラズマ感染症〜診断法が進歩中〜 ………………………… 154

　8. 心因性咳嗽 ……………………………………………………………… 159

　9. Cough hypersensitivity syndrome（CHS）………………………… 162

第5章 大発作になりやすい危険な患者（急性増悪）に注意！ 165

Ⓐ 喘息・COPD の急性増悪時の対応の基本 ································ 165

Ⓑ ACO での発作対応は何が違う？

〜喘息・COPD 単独よりも急性増悪を起こしやすい〜 ··············· 174

Ⓒ 喘息大発作による低酸素血症で緊急入院しやすい患者像とは？ ··· 178

Ⓓ COPD，ACO で急性増悪を起こしやすい患者像は？ ············ 183

🖊 ライノウイルス感染で喘息が悪化しやすい患者がいる？ ··············· 190

第6章 プライマリ・ケアでもできる重症喘息治療・気をつけたい特殊ケース 193

Ⓐ 重症喘息への生物学的製剤の使い分け ······························· 193

Ⓑ 気管支サーモプラスティの効果は？

〜重症・難治性喘息治療のオプション〜 ···························· 200

Ⓒ アスピリン喘息（AERD）に注意 ···································· 203

Ⓓ 特殊ケース：治療中に胸部 X 線で陰影が出た場合は

これを疑う！ ··· 208

1. アレルギー性気管支肺アスペルギルス症（ABPA）

〜難治性喘息で再発性が高い〜 ································· 208

2. 好酸球性多発血管炎性肉芽腫症（EGPA）

〜難治性喘息治療中の異変に注意〜 ··························· 212

3. 悪性腫瘍（肺癌・気管支癌）

〜COPD や ACO での合併が多い〜 ··························· 215

4. 気管支結核〜診断の難しさ〜 ······································ 219

🖊 特発性急性好酸球性肺炎（AEP） ·································· 223

第7章 喘息, 咳喘息における他科との関わり 225

- (A) 耳鼻咽喉科での免疫療法で喘息が改善する?! ……………………… 225
- (B) 産婦人科外来での妊婦, 授乳婦への対応
  〜投与可能な薬は何か?〜 ……………………………………… 231
- (C) 整形外科診療での喘息, COPD の注意点 ……………………… 235
- (D) 外科系から呼吸機能が手術に耐えられるかの判断の
  依頼を受けたとき ………………………………………………… 239
- (E) 小児科から内科への小児喘息の紹介 ………………………… 242
- (F) リウマチ・膠原病内科との関わり ……………………………… 246
  - 🫘 腸内細菌叢の変化でアレルギーが起こる?! ……………… 249

索 引 ……………………………………………………………………… 251

謹 告

著者ならびに出版社は, 本書に記載されている内容について最新かつ正確であるよう最善の努力をしております. しかし, 薬の情報および治療法などは医学の進歩や新しい知見により変わる場合があります. 薬の使用や治療に際しては, 読者ご自身で十分に注意を払われることを要望いたします.

株式会社 南江堂

喘息，COPD，ACO に用いる主な吸入長期管理薬

	1 吸入の規格（μg）	製剤の分類	吸入回数（/日）	喘息・COPD の適応（成人）	
1. 吸入ステロイド薬（ICS）					
フルチカゾンプロピオン酸エステル（FP）					
フルタイド® （グラクソ・スミスクライン）	ディスカス：50, 100, 200	DPI	2	気管支喘息	
	ロタディスク：50, 100, 200				
	エアゾール：50, 100	pMDI			
フルチカゾンフランカルボン酸エステル（FF）					
アニュイティ® （グラクソ・スミスクライン）	エリプタ：100, 200	DPI	1	気管支喘息	
ベクロメタゾンプロピオン酸エステル（BDP）					
キュバール® （大日本住友製薬）	エアゾール：50, 100	pMDI	2	気管支喘息	

DPI：ドライパウダー製剤，pMDI：加圧式定量噴霧吸入（エアゾール）製剤，

※適応は 2018 年 8 月時点のものです．適応の詳細を含め，使用時の注意事項などは必ず添付文書をご確認ください．

主な製剤写真

フルタイド®200
ディスカス

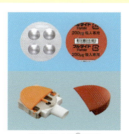
フルタイド®200
ロタディスク

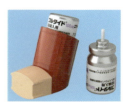
フルタイド®100
エアゾール 60 吸入用

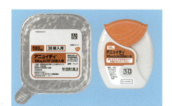
アニュイティ®100
エリプタ 30 吸入用

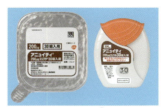
アニュイティ®200
エリプタ 30 吸入用

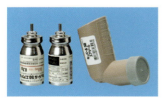
キュバール®50 エアゾール

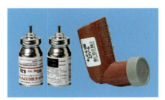
キュバール®100 エアゾール

SMI：ソフトミスト製剤

	1 吸入の規格（μg）	製剤の分類	吸入回数（/日）	喘息・COPD の適応（成人）	
ブデソニド（BUD）					
パルミコート® （アストラゼネカ）	タービュヘイラー：100, 200	DPI	2	気管支喘息	
	吸入液：0.25 mg, 0.5 mg	吸入液			
シクレソニド（CIC）					
オルベスコ® （帝人ファーマ）	インヘラー：50, 100, 200	pMDI	1 （最大2）	気管支喘息	
モメタゾンフランカルボン酸エステル（MF）					
アズマネックス® （MSD）	ツイストヘラー：100, 200	DPI	2	気管支喘息	

主な製剤写真

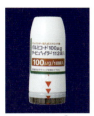
パルミコート®100
タービュヘイラー
112 吸入用

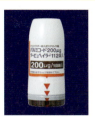
パルミコート®200
タービュヘイラー
112 吸入用

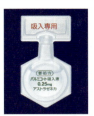
パルミコート®
吸入液 0.25 mg

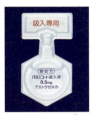
パルミコート®
吸入液 0.5 mg

オルベスコ®50
インヘラー
112 吸入用

オルベスコ®100
インヘラー
56 吸入用

オルベスコ®100
インヘラー
112 吸入用

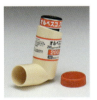
オルベスコ®200
インヘラー
56 吸入用

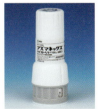
アズマネックス®100
ツイストヘラー
60 吸入用

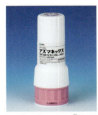
アズマネックス®200
ツイストヘラー
60 吸入用

喘息，COPD，ACO に用いる主な吸入長期管理薬

	1 吸入の規格（μg）	製剤の分類	吸入回数（/日）	喘息・COPD の適応（成人）	
2．吸入ステロイド薬 / 吸入長時間作用性 β_2 刺激薬配合薬（ICS/LABA）					
フルチカゾンプロピオン酸エステル / ホルモテロールフマル酸塩水和物					
フルティフォーム® （キョーリン製薬）	エアゾール：50/5, 125/5	pMDI	2	気管支喘息	
ブデソニド / ホルモテロールフマル酸塩水和物					
シムビコート® （アストラゼネカ／アステラス製薬）	タービュヘイラー：160/4.5	DPI	2	気管支喘息,COPD	
フルチカゾンプロピオン酸エステル / サルメテロールキシナホ酸塩					
アドエア® （グラクソ・スミスクライン）	ディスカス：100/50, 250/50, 500/50	DPI	2	気管支喘息（250/50μg のみ）（COPD にも適応）	
	エアゾール：50/25, 125/25, 250/25	pMDI		気管支喘息（125/25μg のみ）（COPD にも適応）	

主な製剤写真

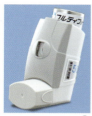
フルティフォーム®
50 エアゾール
120 吸入用

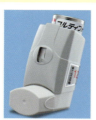
フルティフォーム®
125 エアゾール
56 吸入用

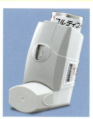
フルティフォーム®
125 エアゾール
120 吸入用

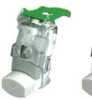
吸入補助器装着

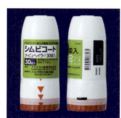
シムビコート®
タービュヘイラー 30 吸入用

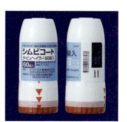
シムビコート®
タービュヘイラー 60 吸入用

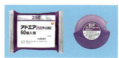
アドエア® 250
ディスカス 60 吸入用

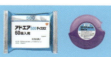
アドエア® 500
ディスカス 60 吸入用

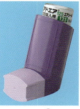
アドエア® 125
エアゾール
120 吸入用

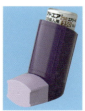
アドエア® 250
エアゾール
120 吸入用

喘息，COPD，ACO に用いる主な吸入長期管理薬

	1 吸入の規格（μg）	製剤の分類	吸入回数（/日）	喘息・COPD の適応（成人）	
フルチカゾンフランカルボン酸エステル / ビランテロールトリフェニル酢酸塩					
レルベア® （グラクソ・スミスクライン）	エリプタ：100/25，200/25	DPI	1	気管支喘息 （100/25μg のみ） （COPD にも適応）	

3. 長時間作用性 β_2 刺激薬（LABA）

	1 吸入の規格（μg）	製剤の分類	吸入回数（/日）	喘息・COPD の適応（成人）	
インダカテロール					
オンブレス® （ノバルティスファーマ）	ブリーズヘラー吸入用カプセル：150	DPI	1	COPD	
ホルモテロールフマル酸塩水和物					
オーキシス® （Meiji Seika ファルマ）	タービュヘイラー：9	DPI	2	COPD	

主な製剤写真

レルベア®100　　　　　　　　　レルベア®200
エリプタ30吸入用　　　　　　　エリプタ30吸入用

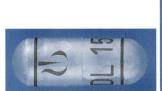 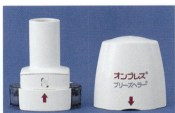

オンブレス®吸入用カプセル150μg，ブリーズヘラー

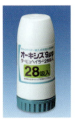 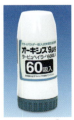

オーキシス®9　　　　　　　　　オーキシス®9
タービュヘイラー28吸入用　　　タービュヘイラー60吸入用

喘息，COPD，ACOに用いる主な吸入長期管理薬

	1吸入の規格（μg）	製剤の分類	吸入回数（/日）	喘息・COPDの適応（成人）	
サルメテロールキシナホ酸塩					
セレベント® （グラクソ・スミスクライン）	ロタディスク：25, 50	DPI	2	気管支喘息 COPD	
	ディスカス：50				

4. 吸入長時間作用性抗コリン薬（LAMA）

	1吸入の規格（μg）	製剤の分類	吸入回数（/日）	喘息・COPDの適応（成人）	
チオトロピウム臭化物水和物					
スピリーバ® （ベーリンガーインゲルハイム）	レスピマット：1.25, 2.5	SMI	1	COPD 気管支喘息 （レスピマット1.25は気管支喘息にのみ適応）	
	ハンディヘラー吸入用カプセル：18	DPI		COPD	
アクリジニウム臭化物					
エクリラ® （キョーリン製薬）	ジェヌエア：400	DPI	2	COPD	

主な製剤写真

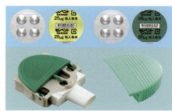

セレベント®25ロタディスク
セレベント®50ロタディスク

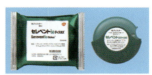

セレベント®50ディスカス

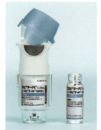

スピリーバ®1.25
レスピマット60吸入用

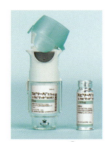

スピリーバ®2.5
レスピマット60吸入用

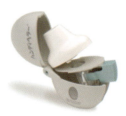

スピリーバ®吸入用カプセル
18μg,ハンディヘラー

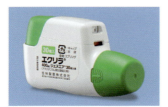

エクリラ®400
ジェヌエア30吸入用

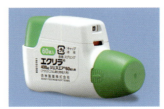

エクリラ®400
ジェヌエア60吸入用

喘息,COPD,ACOに用いる主な吸入長期管理薬

	1 吸入の規格（μg）	製剤の分類	吸入回数（/日）	喘息・COPD の適応（成人）	
ウメクリジニウム臭化物					
エンクラッセ® （グラクソ・スミスクライン）	エリプタ：62.5	DPI	1	COPD	
グリコピロニウム臭化物					
シーブリ® （ノバルティスファーマ／ Meiji Seika ファルマ）	ブリーズヘラー吸入用カプセル：50	DPI	1	COPD	

5. 長時間作用性抗コリン薬 / 長時間作用性 β_2 刺激薬配合薬（LAMA/LABA）

	1 吸入の規格（μg）	製剤の分類	吸入回数（/日）	喘息・COPD の適応（成人）	
チオトロピウム臭化物水和物 / オロダテロール塩酸塩					
スピオルト® （ベーリンガーインゲルハイム）	レスピマット：2.5/2.5	SMI	1	COPD	

主な製剤写真

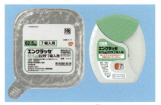
エンクラッセ®62.5
エリプタ7吸入用

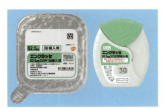
エンクラッセ®62.5
エリプタ30吸入用

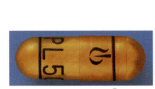
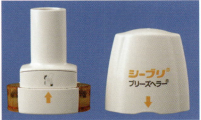
シーブリ®吸入用カプセル50 μg，ブリーズヘラー

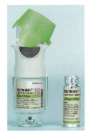
スピオルト®
レスピマット28吸入用

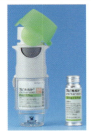
スピオルト®
レスピマット60吸入用

喘息，COPD，ACOに用いる主な吸入長期管理薬

	1 吸入の規格（μg）	製剤の分類	吸入回数（/日）	喘息・COPD の適応（成人）	
グリコピロニウム臭化物 / インダカテロールマレイン酸塩					
ウルティブロ® （ノバルティスファーマ／ Meiji Seika ファルマ）	ブリーズヘラー吸入用カプセル：50/110	DPI	1	COPD	
ウメクリジニウム臭化物 / ビランテロールトリフェニル酢酸塩					
アノーロ® （グラクソ・スミスクライン）	エリプタ：62.5/25	DPI	1	COPD	

6. 長時間作用性抗コリン薬 / 長時間作用性 β_2 刺激薬 / ステロイド薬の 3 剤配合薬

	1 吸入の規格（μg）	製剤の分類	吸入回数（/日）	喘息・COPD の適応（成人）	
グリコピロニウム臭化物 / ホルモテロールフマル酸塩水和物 / ブデソニド					
本邦承認申請中 （アストラゼネカ）	エアゾール	pMDI	2	COPD	
ウメクリジニウム臭化物 / ビランテロールトリフェニル酢酸塩 / フルチカゾンフランカルボン酸エステル					
本邦承認済 （米国発売済 Trelegy） （グラクソ・スミスクライン）	エリプタ：25, 62.5, 100	DPI	1	COPD	

主な製剤写真

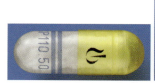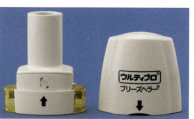

ウルティブロ®吸入用カプセル，ブリーズヘラー

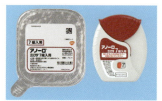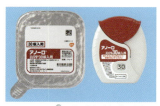

アノーロ®エリプタ 7 吸入用　　　　　アノーロ®エリプタ 30 吸入用

(LAMA/LABA/ICS)

喘息，COPD，ACO に用いる主な吸入長期管理薬

はじめに　喘息・COPD・ACO を診るときに知っておいてもらいたいこと

① 喘息，COPD，ACO を症状から診断できるのか？

　実は症状からだけで喘息，COPD（慢性閉塞性肺疾患），ACO（喘息とCOPD のオーバーラップ）の 3 つの疾患を鑑別することは大変難しいです（図 1）．典型例は教科書的には，次のように定義されています．

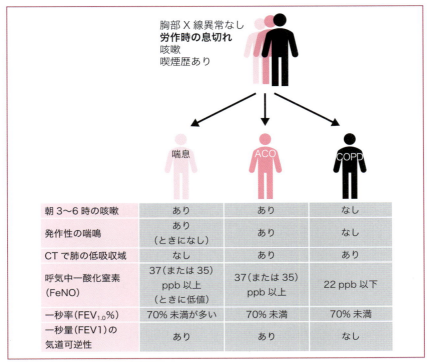

図 1　労作時の息切れを主訴に来院した場合〜3 つの閉塞性肺疾患の鑑別例〜

- 喘　息：①すべての年齢で，②発作性の喘鳴，息切れ，咳嗽，胸部絞扼感があり，③治療または自然に軽快する．
- COPD：① 40 歳以上の喫煙者で，②持続的な咳嗽，労作時の呼吸困難，ときに喀痰があり，③症状は年余にわたり進行性である．
- ACO　：① 40 歳以上の喫煙者で，②小児や成人期から喘息があって喘息様の発作がときどきあり，③治療により発作症状は改善するが完全に正常には戻らない．

　症状があまりにも重複しているこの 3 つの疾患．イメージでは初診時聴診上，**"喘鳴があるのが喘息"** と **"喘鳴がないのが COPD"**，**"喘鳴のある COPD が ACO"** などと捉えられます（簡単にはいかないことは百も承知ですが……）．しかし，図 1 に示したように，実臨床では検査を行って初めて診断がつく難しい場合があります．具体的には，**喘息でも "労作時息切れ" のみで "発作性呼吸困難が一度もない場合"** が，高齢者のみでなくときどき**若年成人でも見られます**．プライマリ・ケアの現場では問診と診察だけで 1 分以内に診断？され，投薬されています．もちろん医師としての長年の経験がものを言うのでしょう……．人工知能（AI）をもってしても，検査なしでどのくらいまで鑑別できるのかが見ものです．ここで，症状のみでは診断が難しかったケース 2 例を紹介します．

症例 1　喘息発作のない喘息（50 歳代，男性）

　現喫煙者．これまでにまったく喘息発作の既往がなく，最近，労作時息切れが出現してきたため来院されました．聴診でもラ音はなく，胸部 X 線で異常陰影なく過膨張所見もありませんでした．
　まずは COPD を疑い呼吸機能検査を行ったところ一秒率（$FEV_{1.0}$％）は 53％で閉塞性換気障害があり，吸入 β_2 刺激薬投与による気道可逆性試験ではなんと 1,050 mL（50％）の改善があり，$FEV_{1.0}$％は 72％まで改善しました．吸入気管支拡張薬投

与後の $FEV_{1.0}$% が 70% を超えたため，**COPD ではなく喘息と診断**しました．

　血中好酸球も 6% あり，喫煙者で低めに出るはずの呼気中一酸化窒素濃度（FeNO）は 124 ppb と著明に高値であり，気道への好酸球の浸潤があり ICS（吸入ステロイド薬）の反応性が良いことが予測されました．ICS/LABA（長時間作用性 β_2 刺激薬）フルティフォーム® を朝夕 2 吸入ずつ処方し速やかに改善しました．COPD 様症状でしたが好酸球の増加していた喘息でした．

症例 症例 2　胃食道逆流症を合併した COPD（70 歳代，女性）

　既喫煙者で 2 年前まで喫煙．感冒後に長引く咳嗽（湿性）を繰り返して来院．今回の受診も感冒症状は改善しましたが咳嗽（"せき"）のみが残っていました．詳細に病歴をとるとすぐに満腹になりやすく食後 30 分経過した頃に横になると咳が出ていました．咳は就寝時と労作時にも出ていました．胸部 X 線では，縦郭陰影内にニボーがあり（図 2），胃上部のスライディングヘルニアが見られるも，肺内に異常陰影はありませんでした．呼吸機能検査では $FEV_{1.0}$% は 65% と低値で，吸入気管支拡張薬投与後も 70% を超えず，感冒により悪化した COPD と診断しました．

　また，胃食道逆流症（GERD）質問票である F スケールは 13 点であり，8 点を超えていたためスライディングヘルニアの関与した GERD を合併した COPD と判断しました．

　GERD の食事指導，生活習慣の改善指導，ネキシウム®，アルロイド G®，スピオルト® レスピマット® 2.5 μg 投与により改善してきました．

はじめに：喘息・COPD・ACO を診るときに知っておいてもらいたいこと

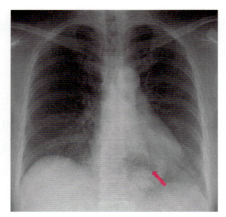

図2 70歳代女性症例
胃にスライディングヘルニアがあり，縦郭内にニボーを形成（➡）．

② 最初から病名ありきではない

　プライマリ・ケアの現場では実に様々な領域の患者さんが受診されますが，皆さん自分の病気の名札をつけて来院してくるわけではありません．そのため，短時間に効率よく鑑別診断しなければなりません．**喘息，COPD，ACOの領域で，プライマリ・ケアで最も難しいのは診断**なのです．しかし，診断さえつけば長年の経験に基づき，治療は軽症から重症までの範囲で可能となってきています．ただし，**経過の中で診断名が変更になることがあります**．ここがさらに難しい点です．

　超重症でも分子標的薬（生物学的製剤），吸入配合薬などでプライマリ・ケアでも戦える時代となってきました．最近は病診連携が推奨されており，大病院や専門クリニックで診断されて，その後かかりつけ医で治療継続という連携が取れる地域は良いのですが，専門医の偏在している地域や，時間のない多忙な患者さんの場合があまりにも多いのが現実です．

☞「第1章．診断の決め手！」へ

③ 感冒での受診時が診断のチャンス！

　症例2に示したように，患者さんがプライマリ・ケアを受診するのは，感冒時の呼吸症状の悪化や，検診で指摘された場合が多いです．最近は，呼吸器以外の疾患で経過を見ているときに，感冒がきっかけで咳嗽がなかなか止まらない，呼吸困難感がとれない，喉のイガイガがしつこく続くなどの理由で受診されるのが目立ちます．これらが診断の第一歩になります．

　感冒が2週間以上続くことは通常ありませんので，この「2週間」という期間は一つのポイントになります．まずは胸部X線を撮影し，明らかな陰影がなければ，アレルギー性鼻炎の悪化，急性鼻炎・副鼻腔炎，百日咳，気管支結核を考慮に入れながら，喘息，COPD，ACOを考慮し視診，聴診，問診で模索していくことになります．

☞「第1章．診断の決め手！」へ

④ 感染症とアレルギーが同時にやってくる

　喘息，COPD，ACOの急性増悪の最も多い原因は，外来でよく見かけるウイルスや細菌感染です．インフルエンザ，マイコプラズマ，百日咳など一部の感染症には特効薬がありますが，ライノウイルス，RSウイルス，ロタウイルスなどは自然経過を待つか，漢方薬などの対症療法のみで回復を待つのみです．

　イムノクロマト法，loop-mediated isothermal amplification（LAMP）法，polymerase chain reaction（PCR）法を用いた咽頭スワブを用いた迅速診断が保険収載され，**LAMP法による百日咳菌検出**や，**開業医でも手の届く値段のPCR法によるマクロライド耐性マイコプラズマ検出キット**も発売されました．百日咳やマイコプラズマ感染症をきっかけに咳嗽が止まらなくなり，咳喘息に移行した症例も経験しています．このような症例はもう少しで咳喘

息になりかけていた時期に，たまたま百日咳やマイコプラズマ感染が起こり，咳喘息に移行したものと思われます．

☞「第1章．診断の決め手！」，
☞「第4章．治療をしていても咳が止まらない…どうする？」へ

 共通の症状，2疾患以上の合併が治療を難しくする

　喘息，COPD側から見ると，ともに咳嗽，呼吸困難，喘鳴など共通した症状があります．以前まで，喘息は発作性喘鳴・呼吸困難，COPDは徐々に進行する呼吸困難と分け，それぞれ別々の治療が推奨されてきました．2014年に喘息とCOPDを合併している病態（asthma-COPD overlap syndrome：ACOS）が欧米から提唱されました．しかし，喘息とCOPDの単なる合併という概念であることから症候群ではないので，2017年にACOSから**ACO（asthma-COPD overlap）に名称変更になりました**．本邦ではCOPD患者の15〜20％がこの病態とされ，喘息とCOPDの両方の治療薬を使用します．言い換えると，COPDの労作時呼吸困難が毎日存在し，長時間作用性抗コリン薬を投与していた症例が，感染をきっかけに喘息発作を起こし，気管支拡張薬とステロイド薬の全身投与で著明に改善するのがACOです．また，治療薬も，喘息とCOPD両方に適応があるという吸入薬があり，2018年の段階で喘息とCOPD両疾患に適応があるのは，

> シムビコート®
> アドエア®250ディスカス，アドエア®125エアゾール
> レルベア®100エリプタ
> スピリーバ®2.5レスピマット®
> セレベント®ディスカス

です．

しかし，喘息，COPD，ACOにはアレルギー性鼻炎，慢性咽喉頭炎，胃食道逆流症（GERD），心因性咳嗽などを合併している場合があり，その場合には**喘息，COPD，ACOのみの治療では呼吸器症状がすっかり改善せず，患者さんの不満を高まらせます**．これらの疾患の合併を短い外来時間内で見破ることができるかについても本文で解説したいと思います．

☞「**第4章-B．診断が間違っているか，合併症が隠れている?!**」へ

⑥ 病名よりも病態で治療しなければならないときも

以上に述べてきましたように，それぞれの病名に1対1で薬を処方しても，患者さんの満足度が満たされていないのがプライマリ・ケアの実態だと思います．**複数の疾患の合併が明らかになったため**と言えるでしょうか．共通した咳嗽，呼吸困難，喉のイガイガ感，咽喉頭部異常感などの症状に対する多方面からの病態的アプローチが必要です．あらゆる病態にも一発で効く特効薬が見つかるまでは辛抱です．

特に外来で増加している咳嗽では，中枢性鎮咳薬，末梢性鎮咳薬，ICS，LABA，ICS/LABA配合剤，LAMA（長時間作用性抗コリン薬），LAMA/LABA配合剤，漢方薬，プロトンポンプ阻害薬，抗不安薬，抗うつ薬，抗てんかん薬，鎮痛薬などを病態を考慮して選択して投与しています．また，咽喉頭部異常感では点鼻ステロイド薬，去痰薬，抗アレルギー薬，プロトンポンプ阻害薬，食道粘膜保護薬，漢方薬などを同様に病態に合わせて投与していますが，完全に症状が消失させることができず，耳鼻咽喉科，消化器科，精神科などへ再受診していただくなど苦戦しています．このように軽微な症状の長期残存についての対応方法は置き去りにされて，多くは精神的なものとして片付けられています．P2X3受容体拮抗薬など今後登場してくる治験中の鎮咳薬に期待したいと思います．

はじめに：喘息・COPD・ACOを診るときに知っておいてもらいたいこと

次々と出てくる新薬や治療法への迅速な対応

　難治性喘息，難治性 COPD に対しては，様々な治療法が提案され，①プライマリ・ケアでも可能なもの，②専門施設でしかできないものが出てきました．T ヘルパー 2 サイトカイン関係の分子標的薬（生物学的製剤）の使い分けに対しては，プライマリ・ケア医でも上手に使うと難治性喘息の多くがコントロールされる時代となりつつあります．これまでの抗 IgE 抗体であるオマリズマブ（ゾレア®）は通年性の抗原に対する IgE 抗体が血中に存在することが投与基準となっていましたが，最近は喘息以外にも難治性蕁麻疹，好酸球性多発血管炎性肉芽腫症（EGPA，旧・チャーグ・ストラウス症候群）や一部の副鼻腔炎にも効果が見られ，病変局所で IgE が大量に存在している病態に効果があるものと思われてきました．また抗 IL-5 抗体であるメポリズマブ（ヌーカラ®）は末梢血好酸球が多い症例ほど効果があるように思われ，最近，EGPA への適応も承認されました．ベンラリズマブ（ファセンラ®）は ADCC（抗体依存性細胞傷害）活性があり，NK 細胞を介して直接好酸球をアポトーシスさせる機能を持った抗 IL-5 抗体ですが，より強力に病変局所の好酸球を減少させ喘息の気道炎症を抑えます．われわれの施設ではゾレア®の方が効果のある症例，ヌーカラ®やファセンラ®の方が効果のある症例，どちらにも効果のある症例が少しずつ見えてきました．

　今後さらに続々と新薬が出てきますので，第 6 章で症例を提示して使い分けを紹介したいと思います．専門施設で行うものとして，難治性喘息に対しての気管支サーモプラスティ，気腫型 COPD に対しては内視鏡的 volume-reduction surgery があり，病診連携でプライマリ・ケアでも知っておくべき治療と思います．難治症例にも少しずつ光が当たってきた結果，プライマリ・ケア医でも重症例も守備範囲となりつつあります．

　　　　　　　　☞「第 6 章．プライマリ・ケアでもできる重症喘息
　　　　　治療・気をつけたい特殊ケース」へ

第1章 診断の決め手！～"きっかけ"を逃さない～

A 喘息，COPD，ACO は多彩な症状を見せる

> **基本のエッセンス**
>
> - 喘息
>   ① 慢性咳嗽，喘鳴，発作性呼吸困難，胸痛の繰り返しが見られる．
>   ② 聴診では呼気時にいびき音（rhonchi）・笛音（wheezes）が確認でき，深呼気させると音が増強する．
>   ③ 感冒後が最も多く，冷房の空気で症状が出現する．
>   ④ 経過で上記症状の出現頻度が増加する．
> - COPD（慢性閉塞性肺疾患）
>   ① 40歳以降の喫煙者における慢性咳嗽，労作時息切れ，喀痰が見られる．
>   ② 聴診では悪化時にいびき音・笛音，肺炎合併時には水泡音（低音）が確認される．
>   ③ 感冒時に呼吸困難があり，加齢とともに年余にわたり徐々に進行する．
> - ACO（喘息と COPD のオーバーラップ）
>   COPD の診断が先にされて，さらに喘息のような発作性の症状も合併している．
>
> **診断のポイント**
>
> - 初期の喘息の診断は難しく，咳，喘鳴，呼吸困難を年余にわたり何回も繰り返しているという病歴が重要．

- 喘息・咳喘息では早朝3〜6時に咳嗽，喘鳴のピークが来る．
- 初期のCOPDとして40歳以降の喫煙者で呼吸困難，咳嗽の症状が軽度に見られ，55歳以降では階段を登ったときや坂道を歩くときに息切れが出る．
- 治療の必要なCOPDを見つけるという観点がプライマリ・ケアでは必要．
- ACOの基本はCOPDであり，それに喘息の特徴も兼ね備えている．

 感冒の受診時が喘息診断の絶好のチャンス

　自覚症状のみでどの程度まで喘息診断ができるのかについて迫ってみたいと思います．厚生労働省研究費補助金「気管支喘息の慢性化・難治化の予防を目指す，早期介入療法のための早期診断法の確立に関する研究」（平成15〜17年度）の報告書[1]では，

① 喘鳴の反復（85.3%）　ないし
② 咳嗽の反復（80.9%）　ないし
③ 発作性呼吸困難の反復（78.9%）

が喘息の診断に至った根拠であったと挙げています．**表1**にその研究のまとめの表を提示しました．言い換えると，喘鳴，咳嗽，発作性呼吸困難の出現のみでは他の多くの感染症や心疾患とは区別がつかないので，それらの**症状が感染のたびに反復して出現することが大切**です．多くは**感冒やインフルエンザ後の長引く咳嗽，感冒後に喘鳴や呼吸困難が長引いている状態**です．そして臨床的に重要なのが，いわゆる中枢性の"咳止め"の薬がまったく効かないことです．**図1**に示すように，感染時に呼吸器症状の悪化や遷延がきっかけとなって喘息に気づくことが多いです．

　ちなみに，GINA（Global Initiative for Asthma）2018のガイドラインでは，喘息発作や増悪の単語を，attackやexacerbationから"炎のゆらぎ"を意味

表1 気管支喘息の早期診断基準案

1. 発作性の喘鳴ないし呼吸困難ないし咳の反復
2. ①, ②のいずれかを満たす[※2]
   ① 気道過敏性試験陽性
   ② A. 喀痰好酸球増多（3％以上）
      または
      B. %$\dot{V}_{50}$ 70％以下または%$\dot{V}_{25}$ 50％以下
      または
      C. 気管支拡張薬による症状の改善
         ([※3] 咳単独の場合はC)
3. 1の原因となる他心肺疾患の除外

※1. 喘息の診断基準は、上記1～3のすべてを満たすこととする．
※2. 2については、①または②のいずれかを満たすこととし、②を選択した場合には、A～Cのいずれかを満たすこととする．
※3. 1が咳単独であった場合、②はCをみたさなければならない．効果判定は客観的証明（VAS, symptom score 等）によることが望ましい．
※4. $\dot{V}_{50}$ および $\dot{V}_{25}$ の標準値は、アメリカ胸部学会発表のもの．

（杉山公美弥ほか：気管支喘息の早期診断基準の提言．アレルギー 57：1275-1283, 2008 より許諾を得て転載）

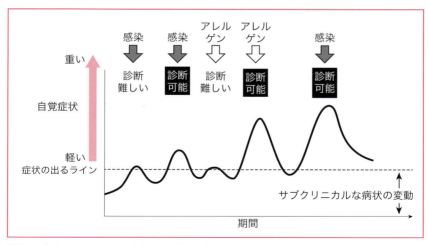

図1 喘息、COPD、ACOの自然史～診断のきっかけをつかむ～
症状の出現パターンはまさに flare-up.

する flare-up という単語にすることを推奨していますが，まさに 図1 の呼吸器症状の悪化状態は flare-up であることが頷けます．

　プライマリ・ケアでは喘鳴よりも咳嗽での受診が多いです．喘息と咳喘息では治療薬が同じなので問題はありませんが，臨床現場では咳喘息ではないのに咳喘息の治療が行われ，咳嗽が止まらずに困って受診する患者さんが激増しています．なお，咳喘息は本邦ではよく耳にする診断ですが，海外ではあまり診断名に出てきません．おそらく咳喘息は海外では喘息の軽症例として扱われていると思われます．

　それでは，喘息と咳喘息ではどこが違うのでしょうか？

① 喘息では呼吸機能が低下するが，咳喘息では正常
② 喘息では喘鳴・咳嗽または呼吸困難があるが，咳喘息では咳嗽のみで喘鳴はない
③ 喘息での気管支収縮は咳喘息よりも強い
④ 咳喘息は喘息の前段階であることもある

　一方，喘息と咳喘息の共通点は……．

① ICS（吸入ステロイド薬）または ICS/LABA（長時間作用性 β_2 刺激薬）配合剤により咳嗽の症状が消失する
② 冷房の空気を吸うと咳嗽が誘発される（気道過敏性亢進）
③ 感冒時に悪化するという症状を繰り返す

　咳嗽の出現時間など，診断の手掛かりとなることは本書の姉妹書である『プライマリ・ケアの現場でもう困らない！ 止まらない"せき"の診かた』（南江堂）に詳しくまとめましたのでご参照いただければと思います．また，本書の第4章でも触れています．

　喘息・咳喘息では1日中咳嗽は出現していますが，体内時計によるホルモン分泌により早朝3時～6時に咳嗽のピークが現れやすく，これが診断の決め手となります．

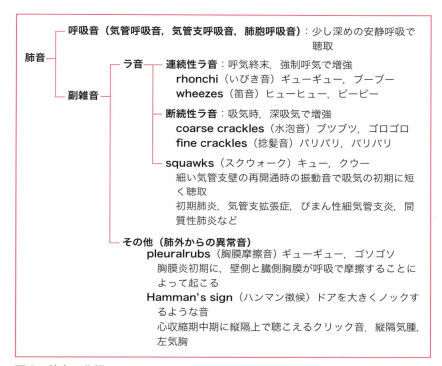

図2 肺音の分類

　聴診器で聴取される肺内由来の副雑音（ラ音）には，**太い気道での狭窄で起こる低調性ラ音のrhonchi（いびき音）と細い気管支での狭窄で起こる高調性ラ音のwheezes（笛音）**があります．rhonchiは広範囲で聞こえ，咳嗽で痰が移動すると変化しますが，**wheezesでは病変部に限局**して聴取されます．図2に聴診所見のまとめを示します．喘息発作時やCOPDとACOの増悪時にも両者は聴取されます．通常は呼気時に聴取されますが，ときに吸気・呼気の両方でも聴かれることがしばしばあります．前述した喘鳴は，正確に言うとrhonchiとwheezesであり，stridorではありません（☞p30豆知識参照）ので注意が必要です．喘息，COPD，ACOの診断には聴診は必須で，最新の分かりやすい総説[2]が出ましたので詳しくはそれを参考にされると良いでしょう．また，**喘息，COPD，ACO増悪時のwheezesは呼気延長のため長く聴取され，急性気管支炎との鑑別点**になります．

喘息診断のきっかけの多くは，上気道感染時（ライノウイルス，インフルエンザ，マイコプラズマ）と感染後に続く咳嗽，喘鳴，呼吸困難，冷房をつけ始める時期からの慢性咳嗽です．つまり，**もともとあった〝喘息の前段階状態〟が，感染の炎症をきっかけに目を覚まし，喘息への道を一歩一歩進んでいくようなイメージです．**そして，年余にわたり症状の出現期間が少しずつ長くなり，治療しなければ間欠型から持続型へと移行して，典型的な喘息となってしまうのです．

豆知識 stridor と wheezes の違い

患者さんが喉から前胸部にかけて「ヒューヒューする」と訴えてくることがあります．この場合，stridor か wheezes かをはっきりさせなければなりません．これは原因疾患がまったく異なるためです．

① stridor は上気道狭窄（喀痰，扁桃肥大，声帯機能不全，喉頭浮腫，甲状腺腫瘍など）で起こり，吸気時に聴こえる単音声で，ゼーゼー，ヒューヒューと聴こえます．聴取の最強点は頸部です．

② wheezes は肺内気管支で喘息，COPD，心臓喘息，急性気管支炎などで起こり，主に呼気時（吸気時にもあることがある）に聴こえる多音声で，ヒューヒュー，ピーピーと笛を吹くような音が聴こえます．

COPD と ACO でも感染時に息切れがひどくなる

COPD の診断は喘息よりも明確になっており，本邦での典型例は，

① 40 歳以上
② 喫煙歴がある，または室内・室外大気汚染に曝された既往がある
③ 自覚症状（息切れ，慢性咳嗽，喀痰）
④ 気管支拡張薬投与後の一秒率（$FEV_{1.0}$%）<70%

です．図3に国際ガイドラインであるGOLD2017のCOPD診断のアプローチを示します．診断となると，やはり自覚症状の出現が最もポイントとなります．感染症をきっかけに症状が悪化し，抗菌薬が投与されるような場合にCOPDやACOが悪化するイメージが大切です．しかし，感染によるものとCOPDやACOの病状によるものとの両方で同じ症状が出るので，感染時でも症状が顕著となることがなく診断が難しい場合があります（図1）．とも

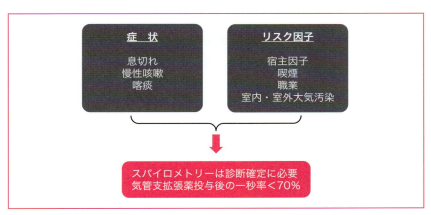

図3 GOLD2017におけるCOPD診断のアプローチ
（GOLD 2017：Global Strategy for the Diagnosis, Management and Prevention of COPD, p24〈http://goldcopd.org/gold-2017-global-strategy-diagnosis-management-prevention-copd/〉より作成）

すれば，息切れや慢性咳嗽は高齢者では，ついつい"年齢のせい"として片づけられがちですので注意が必要です．

日本呼吸器学会の『COPD（慢性閉塞性肺疾患）診断と治療のためのガイドライン2018（第5版）』におけるCOPDの増悪の定義は，「**息切れの増加，咳や喀痰の増加，胸部不快感・違和感の出現あるいは増強などを認め，安定期の治療内容の変更が必要となる状態をいう．ただし他の疾患（心不全，気胸，肺血栓塞栓症など）の先行の場合を除く．症状の出現は急激のみならず緩徐の場合もある**」であり，COPDの診断にはこれらの症状が 図1 のように繰り返すというイメージがあって初めて診断できるのだと思います．

気腫型COPDの聴診では，換気の低下や消失のため肺胞呼吸音の減弱・消失が見られ，非気腫型COPD（慢性気管支炎主体型）ではcoarse cracklesが吸気と呼気の両相で聴かれます．増悪時，特に気管支炎を合併した場合にはrhonchi，肺炎合併の場合にはcoarse cracklesが聴取されます．また，喘息を合併しwheezesを聴取した場合には下記に示すようにACOとなります．

b. ACO

種々のガイドラインでは，まだ定義が定まっていないため混乱していて，「**喘息とCOPDの特徴を併せ持ちながら持続性の気流制限を呈する**」というあやふやな状態が今も続いています．日本における呼吸器専門医が検査値を使用した診断では，

① 喘息で，喫煙歴があり肺拡散能（DLco）が80％未満，CTで低吸収域（low attenuation area）を認めるACOの診断では，喘息患者401名中16.9％が相当

② COPDで，気道可逆性試験陽性（気管支拡張薬吸入後の一秒量が12％かつ200 mL改善）で，呼気中一酸化窒素濃度上昇（FeNO；35 ppbより高い），血中好酸球およびIgE値の上昇を認めるACOの診断では，COPD患者331名中16.3％が相当

と報告[3]されています．一般に本邦では，COPD 患者の 15〜20％が ACO であるとされています．現状では ACO に特異的な分子バイオマーカーは見つけられておらず，ACO は治療上の考え方に有用な合併症と捉えておくと良いでしょう．

　さて，以上のことを踏まえて，日本呼吸器学会から『喘息と COPD のオーバーラップ診断と治療の手引き 2018』が出版され，診断基準が示されました（表 2）．日本呼吸器学会の『COPD（慢性閉塞性肺疾患）診断と治療のためのガイドライン』，日本アレルギー学会の『喘息予防・管理ガイドライン』にすでにそれぞれの記載がありますが，この手引きは両者の編集委員が合同で作成したものになります．この手引きの内容と一般的な喘息と COPD のこれまでの考え方を合わせた特徴を私なりにまとめてみました．

---

① 喘息の特徴

1. 変動性（日内，日々，季節），発作性の咳嗽，喀痰，呼吸困難の繰り返し
2. すべての年齢で発症
3. 呼気中一酸化窒素濃度(FeNO)>35 ppb
4. アレルギー性鼻炎・副鼻腔炎の合併が多い
5. 気道可逆性試験陽性［一秒量(FEV1)の 12％以上かつ 200 mL 以上の改善］
6. 末梢血好酸球 >5％あるいは 300/μL 以上
7. 血中総 IgE 高値あるいは吸入抗原特異的 IgE 値陽性

② COPD の特徴

1. 慢性・持続性の呼吸器症状（咳，痰，呼吸困難）
2. 喫煙歴（10 pack-year 以上）あるいは同程度以上の大気汚染曝露
3. 40 歳以降の発症
4. 吸入気管支拡張薬投与 15 分後の一秒率($FEV_{1.0}$％)<70％
5. 胸部 CT における気腫性変化を示す低吸収領域（low attenuation area）の存在
6. 肺拡散能障害（％DLco<80％）

表2 40歳以上でのCOPD，喘息およびACO診断手順

第一段階	咳嗽，喀痰，息切れなどが繰り返しあり，スパイロメトリーで一秒率が70%未満 胸部X線写真で，他の呼吸器疾患がなく，さらに気管支拡張薬吸入後の一秒率も70%未満
第二段階	COPDの特徴，喘息の特徴について問診，検査する

> **COPDの特徴**
> 1. 喫煙歴（10 pack-years以上）あるいは同程度の大気汚染曝露
> 2. 胸部CTでの気腫性変化を示す低吸収領域の存在
> 3. 拡散障害（%DLco<80%または%DLco/VA<80%）

> **喘息の特徴**
> 1. 変動性（日内，日々，季節）あるいは発作性の咳嗽，喀痰，呼吸困難
> 2. 40歳以前の気管支喘息の既往
> 3. 呼気中一酸化窒素濃度（FeNO）>35 ppb
> 4. -1）アレルギー性鼻炎の合併
>   -2）気道可逆性（一秒量の12%以上かつ200 mL以上の変化）
>   -3）末梢血好酸球5%>あるいは>300/μL
>   -4）IgE高値（総IgEあるいは吸入抗原）

第三段階	**ACOの診断**：COPDの特徴の1つ＋喘息の特徴1, 2, 3の中の2つ（または1, 2, 3の中の1つ＋4の中の2つ）
第四段階	COPDのみの特徴の場合**COPDと診断**，喘息の特徴のみの場合は**リモデリングのある喘息**と診断

（日本呼吸器学会：喘息とCOPDのオーバーラップ診断と治療の手引き2018，メディカルレビュー社，東京，2017を参考に作成）

B | アレルギー性鼻炎を放置していると 咳喘息や喘息になるかも？！

⚗ 基本のエッセンス

- アレルギー性鼻炎は喘息の発症を促すリスク因子である．
- 共通の環境アレルゲンコントロールが必要となる．

🩺 診断のポイント

- アレルギー性鼻炎（花粉症を含む）が進行し，増悪期に咳嗽を合併することがあり，咳喘息の合併と診断されることがある．
- アレルギー性鼻炎と咳喘息の合併例では，増悪期に wheezes が聴取され，喘息と診断されることがある．
- ダニ免疫療法によりアレルギー性鼻炎と喘息の両方が改善した場合には，ダニは両疾患の共通アレルゲンとして，診断的治療となる．

📷 治療のポイント

- ダニ皮下・舌下免疫療法でアレルギー性鼻炎が改善すると，合併している喘息の治療薬を減らすことができる場合がある．

① 鼻炎は喘息発症のリスク因子？！

　アレルギー性鼻炎と喘息が同一患者においてしばしば合併することは，多くの疫学的調査で明らかになっています．わが国で行われた SACRA Study では，医師により診断された喘息患者 26,680 名中 67.3% にアレルギー性鼻炎の合併を認め，逆にアレルギー性鼻炎の約 2 割に喘息を合併していました[4]．経時的に見てみると，先にアレルギー性鼻炎があってその後喘息を合併する場合と，喘息と診断された後にアレルギー性鼻炎を合併する場合があります．6,000 人を超える喘息のない成人を 9 年間追跡調査した報告では，

第 1 章　診断の決め手！～"きっかけ"を逃さない～

鼻炎の存在が，アトピー素因があることとは独立した喘息発症のリスク因子であることが示されています[5]．私が大学での診療から離れ，真向いに開業して以降，それまで診る機会がなかったアレルギー性鼻炎単独で，咳嗽を主訴に来院される患者さんを診る機会が激増しています．下記にその1例を示します．

症例1　アレルギー性鼻炎先行の咳喘息（20歳代，男性）

小さい頃から鼻炎症状があり，前医ではダニとハウスダスト特異的IgE抗体が陽性であることが伝えられていました．感冒後に咳嗽のみ残ったため当院を受診．胸部X線では異常はなく，呼吸機能検査ではFEV$_{1.0}$%は87.15%と正常，気管支拡張薬吸入前後での気道可逆性試験では陰性でした（図4）．FeNOは67 ppbと高く，気道の好酸球性炎症が疑われました．アストグラフを用いた気道過敏性試験ではDmin=17.0 unitと過敏性が軽度亢進しており，アレルギー性鼻炎に伴った咳喘息と診断しました．この症例はおそらく，感冒の炎症がきっかけでアレルギー性鼻炎が悪化し，鼻汁が後鼻漏を介して気道を刺激して潜在的に存在していた咳喘息を悪化させたものと診断しました．ヒスタミンH$_1$阻害薬，点鼻ステロイド薬，低用量のICS/LABA配合剤で翌日から咳嗽はほぼなくなりました．

　この症例はアレルギー性鼻炎が先行して，その後に咳喘息を合併した症例かと思います．この症例では，今回の受診以降調子が良くなり再診していません．しかし，今後感冒のたびに，程度に差はあれ咳嗽が長引くことを繰り返していくでしょう．この患者さんが現在のまま，ダニ，ホコリに対する環境整備，またはダニ抗原に対する舌下免疫療法を行わなければ，ひょっとすると4,5年後には聴診で喘鳴が聴取できる喘息に移行する可能性があります．その確率は3割程度でしょうか？　これに関する研究成果はありません

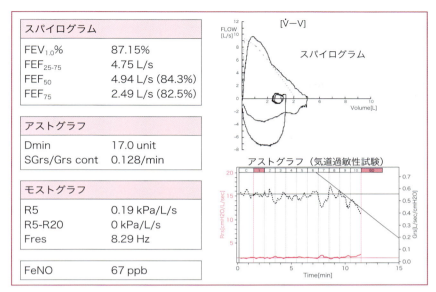

図4 アレルギー性鼻炎に咳喘息を合併した例における呼吸機能検査結果

ので，今後プライマリ・ケアの立場で経過をまとめる必要があると思っています．

　アレルギー性鼻炎の経過を長期に追うほど，喘息の特徴である気道過敏性の亢進が進行することが示されています（図5）．つまり，アレルギー性鼻炎の一部の症例は，確実に喘息の前段階になっていることが示されます．この症例もすでに気道過敏性が軽度に亢進しており咳喘息ですが，治療介入がなければこの先喘息に移行する可能性が高いと思われます．

　喘息の初期の診断のもう一つのパターンは，アレルギー性鼻炎の状態が悪化しているときに診断のチャンスが出てくることです（図6）．大病院で呼吸器内科をやっているとアレルギー性鼻炎や花粉症はほとんど診る機会がありませんが，プライマリ・ケアでは診る機会が増えますので，内科医でも耳鼻咽喉科疾患を診断することは重要と思います．

　章末の coffee break で thunderstorm related asthma について述べますが（☞ p49 参照），これはアレルギー性鼻炎でも突然喘鳴を伴う喘息発作を起こることがあるという一例と言えます．

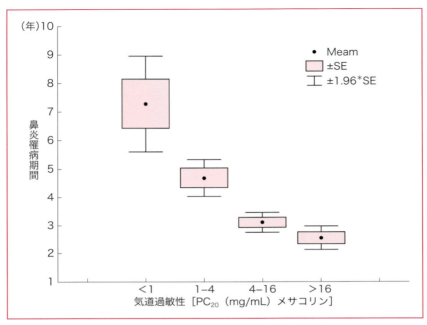

図5 気道過敏性と鼻炎罹病期間との関係
342名のアレルギー性鼻炎患者において，6.4%に高度の，21.6%に軽度の気道過敏性の亢進があり，鼻炎の罹病期間が長いほど気道過敏性が亢進している．
(Cirillo I, et al：Impact of allergic rhinitis on asthma：effects on bronchial hyperreactivity. Allergy **64**：439-444, 2009 より作成)

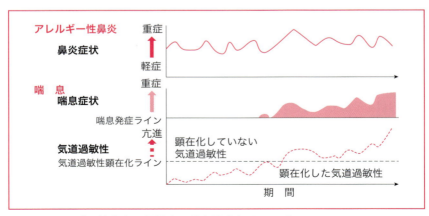

図6 アレルギー性鼻炎の経過中に喘息発症をイメージ

ダニに対する皮下および舌下免疫療法は喘息にも良い影響を示すか？

　アレルゲン免疫療法はアレルギー疾患の根本的治療に最も近づいた治療法です．定期的な治療薬の服用と吸入によってアレルギー症状を完全に抑え込むと，次に「薬で単に抑えているだけでなく，根本的に治る方法はないのか」という質問を患者さんからよく受けます．疾患の自然経過を修飾できるか否かということですが，解決方法の一つにはアレルギーの原因物質からの完全な隔離が有効です．ただし，ペット喘息では有効ですが，それ以外の原因の場合は現実的ではありません．そこで少しの原因抗原の存在下でも症状が出ない状態を作ることが目標となります．本邦では，ダニに対する免疫療法が2015年から本格的にプライマリ・ケアにも取り込まれ，2018年には小児にも適応が拡大してきました．

　アレルギー性鼻炎を合併している喘息の場合，免疫療法で鼻炎が改善すれば，喘息にも効果がある可能性があります．詳細は「第7章-A．耳鼻咽喉科での免疫療法で喘息が改善する?!」で解説します．

C | 定期的な治療を要する 喘息，COPD，ACO を診断する

🕯 基本のエッセンス

- 喘息は慢性気道炎症と気道過敏性があるため，原則長期的な治療が必要だが，治療薬を減量できることがある．
- COPD は慢性気道炎症と持続性気流制限があるため，原則長期的な治療が必要．
- ACO は全例，定期的な治療が必要．

🧰 治療のポイント

- 最も数の多い軽症間欠型喘息では，症状出現時のみの治療で問題ない場合がある．
- 持続型喘息では重症度に関係なく定期的に治療を行う．
- COPD で日常生活において症状のない場合には，吸入気管支拡張薬を頓用使用．

① 定期治療を要する喘息はどんなものか？

喘息の重症度分類は大きく分けて，

① 1 年に数回未満の喘息発作の起こらない間欠型
  ・軽症が圧倒的多いが中等症の間欠型も散見
② 週に 1 回以上症状が出ている持続型（定期治療を要する喘息）
  ・軽症～重症喘息
  ・難治性の重症喘息（☞ 第 6 章へ）

があります．プライマリ・ケアでは前者の軽症間欠型の方が多いと思います．この 2 つのタイプで治療のストラテジーが異なります．

表3 国際共同試験 START の事後解析より

1 週間あたり増悪頻度 （人数）	初回重症発作までの時間をプラセボと比較 （ハザード比）
① 0〜1 日（2,184 名）	0.54
② 1 日超〜2 日（1,914 名）	0.60
③ 2 日超〜（3,040 名）	0.57

①〜③の 3 群間に差なし.
(Reddel HK, et al：Should recommendations about starting inhaled corticosteroid treatment for mild asthma be based on symptom frequency：a post-hoc efficacy analysis of the START study. Lancet **389**：157-166, 2017 より作成)

　間欠型では年に数回，また決まった季節に喘息症状が起こり，発作の程度は軽症から中等症まで幅があります．このタイプは 1 年を通して毎日吸入薬を使う必要はありません．感冒時に早めに来院してもらったり，花粉の時期が来る少し前，アレルゲンであるペットのいるところに行く前，決まって増悪が起こる季節の前などに来院してもらい，吸入薬，頓用の吸入短時間作用性 β_2 刺激薬（SABA），内服薬，ときにはプレドニン®内服を限定的に処方します．このタイプの患者さんは初診時には判定できませんが，2 年以上診ていると自然と分かるようになります．

　さて，**定期的な治療を要するのはあらゆる重症度の持続型喘息**であり，この場合は患者さんからの信頼を得て定期治療の必要性を指導しなければなりません．中等症持続型〜重症では言うまでもありませんが，軽症持続型に関しては定期吸入薬の治療が有用か否かについては明らかになっていませんでした．最近，軽症持続型でも定期吸入が必要であることが示唆されました[6]．32 ヵ国での国際共同試験 START の事後解析で，4〜66 歳の 7,138 例を用いて，3 年間でプラセボまたはブデソニド 400 μg/日（小児は 200 μg/日）を 1 日 1 回吸入させた結果，1 週間当たりの増悪頻度の違いに関係なく，プラセボ吸入と比較して軽症持続型でも低用量の ICS 定期吸入が重要であることが示されました（**表3**）．

　試験終了時の気管支拡張薬吸入後の呼吸機能低下もプラセボと比較して小さく，**軽症持続型でも中等〜重症と同様に，プラセボ吸入と比較して 1 年間に低下する呼吸機能は低く，重症発作の発症までの時間に差はなかった**ようです．

② 定期治療を要する COPD

　COPD と診断された患者さんの中で，定期治療が必要な患者さんを見つけ出すには，以下の 4 つの状態を聴き出すことが重要です．なぜなら，この**4 つの状態を聴き出すことは気管支拡張薬中心の吸入薬治療が有効である可能性の高い，つまり症状が改善する確率が高い患者さんを拾い上げるのに有用**だからです．以下の 4 つの質問で，プライマリ・ケアで大切な患者さんをピックアップしましょう．

① 生活環境はどうか：喫煙（受動喫煙を含む）や大気汚染（室内・室外）といった生活環境なのか
② 同年代と比較して，平地を同じスピードで歩けない，体が疲れやすいと感じることがあるか
③ 呼吸がつらいと感じることがあるか（特定の季節，天気，外気の状態のとき，階段や坂を上るとき，運動時，重労働時）
④ 過去 1 年間で 2 回以上，感冒，気管支炎，肺炎のため仕事を休まなければならなかったことがあるか

　当てはまるものが多いほど，定期的な治療が必要です．①は COPD の原因物質の除去が行われていない，②③は全身の炎症や気管支狭窄があり，疲れや息切れが生活に支障をきたしている，④は COPD の急性増悪があり呼吸機能低下の速いタイプの COPD，と思われます．これらの質問は，呼吸機能検査で閉塞性換気障害（$FEV_{1.0}$% が 70% 未満）の症例に使用すると，定期治療を要する COPD を見つけることができる良い指標と思います．

　一方，呼吸機能検査で閉塞性換気障害のある軽症 COPD では，日常生活や労作時の息切れもなく，COPD 増悪もほとんどありません．その場合は，短時間型気管支拡張薬の頓用使用を処方し，年に 1 度呼吸機能検査と胸部 X 線撮影を行う程度で良いと思います．

③ ACO

　ACO ではすべて定期的な治療を要します．なぜなら **COPD 患者さんの中で喘息を合併している ACO 患者さんの1年間に低下する呼吸機能（FEV1）は，喘息を合併していない患者さんと比較して明らかに低下率が大きく，経過では早期に呼吸機能が低下して慢性呼吸不全を呈する**からです．喘息も ACO も，一度喘息発作を起こすと，気管支のリモデリングが進行し，呼吸機能が低下するため，なるべく発作が起こらないように治療する必要があります．

D 診断的治療のすすめ
～どのくらいで改善したのかチェック～

基本のエッセンス

- ICS/LABA 配合剤，ICS，LABA の貼付剤で効果があったからといって喘息・咳喘息と診断するのではなく，吸入ステロイド薬と β_2 刺激薬が効果のある病態が改善されたと考えるべき.
- LAMA/LABA 配合剤，LAMA で効果があったからといって COPD と診断するのではなく，抗コリン薬が効果のある病態が改善されたと判断する.
- LAMA/LABA/ICS 配合剤で効果があったからといって ACO と診断するのではなく，β_2 刺激薬，抗コリン薬，吸入ステロイド薬に反応する病態の存在を確認したに過ぎない.

診断のポイント

- 喘息・咳喘息を疑ったら 2～4 週間の ICS/LABA 配合剤または ICS または LABA の貼付剤を投与し，早ければ翌日，遅くても 3 日以内に改善の傾向があるかを確認する.
- COPD を疑ったら，2～4 週間の LAMA/LABA 配合剤または LAMA を処方し，次回の受診日までに息切れまたは咳嗽の改善が見られるかを確認する.
- 改善に 1 ヵ月以上かかった場合は自然経過で改善したと考えた方が良い.

① 診断的治療の考え方

　プライマリ・ケアの現場では，診断的治療によって診断がつくことが実際は圧倒的に多いです．診断的治療とはすなわち，初診時に仮の診断をつけて治療を行い，確実に改善したことを確認した後に確定診断をつけることを言

います.

"巷の名医"ともなると,患者さんが座ってから簡単な病歴と聴診で2分,胸部X線の結果と合わせて,あっという間に喘息,COPD,ACOと診断され,薬が処方されてしまいます.問題は,処方後にどのくらいで症状が改善したかを聴取しているかどうかです.診断的治療において,すべての症状に効く薬を絨毯爆撃的に投与するのは良くありません.また,短時間での診断・治療が求められる場合には,事前の検査はできないため,診断的治療を活かすためにも,多くても2つまでの疾患を徹底的に治療する投薬を行った方がのちのち診断に困りません.

喘息の診断では,喘鳴が強い患者さんの場合,胸部X線で肺炎を除外し,喘息の点滴治療と吸入薬,経口ステロイド薬の効果を診ることで診断は簡単です.しかし,最近は,咳嗽が止まらずに,それが感染症によるものなのか,喘息・咳喘息なのか,COPDなのか,アレルギー性鼻炎・慢性副鼻腔炎に伴う咽喉頭炎なのか,胃食道逆流症なのか,心因性なのか,はたまたcough hypersensitivity syndromeによるものなのか分からないことの方が多く,困っています.この中で**最も簡単ですぐに改善するのは喘息・咳喘息による症状です**.これ単独の場合は,**ICS/LABA配合剤,ICSとLAMA併用,LAMA/LABA/ICS配合剤またはICSで,早ければ翌日に咳嗽が止まり,遅くとも3日後には改善傾向が見られ,2週間後にはまったく消失するのが通常**です.

病歴を聴くと,既往症でアドエア®やシムビコート®により,前回の咳嗽は治まったと話される患者さんがよくいます.このとき「咳はどのくらいで良くなりましたか?」と質問して「1〜2ヵ月はかかりました」と答えるケースは,おそらくは吸入薬には効果がなく,自然経過したものと思われます(**表4**).案の定,今回もICS/LABA配合剤を投与しても咳嗽はなかなか取れず,他の疾患の治療薬ですぐに改善したということを多く経験しています.このようなICS/LABA配合剤で効果のない症例については第4章で細かく記載します.

さて,**40歳以上で喫煙歴があり,労作時呼吸困難がある場合は,心疾患や肺塞栓症を除外すると,多くはCOPDまたはACO**です.COPDの場合は

表 4　診断的治療のポイント

- 同じ患者さんで同じ症状でも，そのつど診断が異なる場合がある．
  過去に処方した吸入薬にまったく効果がなかった場合は，
  　　　① 前回の治療薬が効いていたわけでなく，自然経過で良くなっていた
  　　　② 前回の症状と同じでも，今回は別の診断名の病気である
- 医師の指示や患者都合で一度吸入薬を中止し，再度症状が出てきた場合
  単剤の吸入薬で治療を開始し，再度診断することを心がける．
  　　　ICS 単剤　　　⇒ 喘息
  　　　LAMA 単剤 ⇒ COPD と喘息の一部
- 吸入配合剤による診断的治療で改善しても，病態に対して治療しているだけで，診断
  には繋がらない．
  　　　① ICS/LABA 配合剤　　　　⇒ 喘息＞または COPD
  　　　② LAMA/LABA 配合剤　　　⇒ COPD＞または喘息
  　　　③ LAMA/LABA/ICS 配合剤 ⇒ 喘息でも COPD でも ACO でも

喘息とは少し異なる治療薬，つまり LAMA か LAMA/LABA 配合剤が主体です．ACO の場合には ICS/LABA 配合剤に LAMA を加えるか，LAMA/LABA/ICS の 3 剤の配合剤で始めます．この場合，後述するように各薬剤の副作用に注意が必要です（図 7）.

② 配合剤の登場で診断的治療での確定診断が難しくなった

これまで登場してきた ICS/LABA，LAMA/LABA，さらに LAMA/LABA/ICS といった配合剤は，喘息・COPD・ACO のプライマリ・ケアでの**初診時の一時的な症状改善には役立ちます**．しかし，問題はその後の follow up をどうするかです．喘息，COPD および ACO の患者さんは，感冒と同じく症状が消えたら，ほとんど来院しなくなります．そのため，**診断的治療がいっそう難しくなり，喘息でも COPD でも ACO でも，3 剤の配合剤さえ処方しておけば当座はしのげる状態になり，確定診断はめちゃくちゃになります**．つまり，**吸入薬の過剰投与に繋がります**．

本来，LAMA/LABA/ICS の 3 剤配合剤は，重症・難治化喘息や ACO で用いられるように作られています．**以前は，副作用に十分気をつけて ICS を**

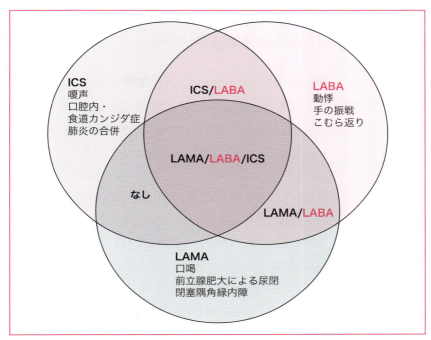

図7 喘息，COPD治療吸入薬・配合剤の副作用

抜いたり，LABAを抜いたり，LAMAを抜いたりすることで投与量も調整できましたが，配合剤はほぼ一定量の吸入薬になるため調整が難しくなりました．副作用として特に問題になるのは図7に示したように，

> ① ICSでは，口腔内・食道カンジダ症，嗄声，肺炎の合併
> ② LABAでは，動悸，手の振戦，有痛性筋痛症（こむらがえり）
> ③ LAMAでは，口渇，前立腺肥大による尿閉，閉塞隅角緑内障

であり，アドヒアランスの低下を引き起こし，吸入薬自己中止の原因となっています．特にプライマリ・ケアでは患者さんの訴えが優先されます．例えば，私の外来には声を使う仕事や趣味を持っている方が多く，ICSの副作用である嗄声のため高音部が出ない，声がかすれるということは致命的で，吸入薬を断念せざるをえないことがしばしばあります．安易な配合剤依存には注意しましょう．

③ 診断的治療はなるべく，単剤吸入で開始するのが良いが……

　割り切って，喘息には ICS 単独，COPD には LAMA 単独を投与すると診断的治療になりますが（**表4**），軽症の場合には症状はすぐに改善するものの，中等症〜重症の場合には完全には改善しません．そこでもう一度来院してもらえる患者さんだと良いですが，多忙で再来できず一度きりの受診となる場合は，医療者も患者さんも不完全燃焼となります．大学病院や有名病院，長年開業して地域にどっしり腰を据えているクリニックでは可能ですが，いわゆる激戦地区の病院や診療所ではすぐに症状を改善させなければならないというプレッシャーがかかり，配合剤を第一選択にしているプライマリ・ケア医が多いです．「前の医者の所では一発で良くなったのに」という言葉が重いです．

　配合剤の場合は，病名でなく病態に対しての治療となり，なかなか正確な診断までにはいきません（**表4**）．その場合には，初診時には配合剤，症状が消失した後は，速やかに配合剤から単剤投与に切り替えて，症状の悪化がないか確かめ，診断を推測することもときには必要です．

❁ 文　献

1) 杉山公美弥ほか：気管支喘息の早期診断基準の提言．アレルギー **57**：1275-1283, 2008
2) 岡　三喜男：肺音と肺聴診の ABC．呼吸器内科 **32**：1-6, 2017
3) Tamada T, et al：Biomarker-based detection of asthma-COPD overlap syndrome in COPD populations. Int J COPD **10**：2169-2176, 2015
4) Ohta K, et al：Prevalence and impact of rhinitis in asthma. SACRA, a cross-sectional nationwide study in Japan. Allergy **66**：1287-1295, 2011
5) Shaaban R, et al：Rhinitis and onset of asthma: a longitudinal population-based study. Lancet **372**：1049-1057, 2008
6) Reddel HK, et al：Should recommendations about starting inhaled corticosteroid treatment for mild asthma be based on symptom frequency：a post-hoc efficacy analysis of the START study. Lancet **389**：157-166, 2017

coffee break

Thunderstorm related asthma（雷雨関連喘息発作）

　花粉飛散期に雷が落ちると，20〜30分後にはアレルギー性鼻炎症状が起こり，さらに喘息発作（しばしば重症発作になることも）が起こることが全世界で報告されてきています．花粉の粒子の大きさは10〜30μmで通常は鼻腔・咽喉頭など上気道に沈着し，気管支など下気道にはほとんど沈着しないことが知られています．雷によるosmotic shock（電気的な活性）により，湿気で膨らんだ花粉の粒子が破裂して，強風によって嵐の進行方向に飛散します．大気中により細かく破砕された大量の細胞質を含んだ粒子が気管支より末梢の下気道に吸入されたため喘息発作が起こったものと考えられます．

　以上のことから，本来は花粉症のみの患者さんでも，花粉の成分の粒子が下気道にまで到達できる大きさに破砕されると喘息発作が起こる場合があり，アレルギー性鼻炎が喘息発症のリスク因子であることが頷けるでしょう．上気道のアレルギー原因物質の粒子が小さくなることにより，下気道でアレルギーがいつでも起こりうるということが示された例かと思います[1]．また，この現象が起こりやすい条件は，大気中に多量の花粉が浮遊しており，上昇気流とともに上空に花粉が上昇し，そこで水分を多く含んだ花粉がosmotic shockで破裂して下行気流に乗って地上へ降下することです（図）．

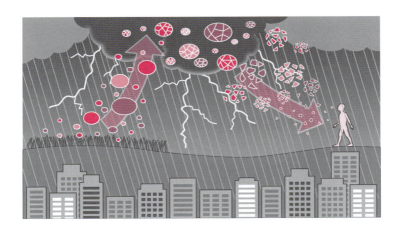

また，この現象は最近見つけられたわけではなく，すでに 1983 年に英国バーミンガムで起きていました[2]．2016 年 11 月 21 日にもオーストラリアで，雷雨関連喘息で 8,000 人以上が搬送され，10 人が死亡しています．通常期と比較して雷雨関連喘息の発生時には，救急医療の取り扱い件数が 42% 増え，急性呼吸困難での救急治療が 43.2% ととんでもなく増加していたそうです[3]．

文　献

1) D'Amato G, et al：Thunderstorm related asthma：what happens and why. Clin Exp Allergy **46**：390-396, 2016
2) Packe GE, et al：Asthma outbreak during a thunderstorm. Lancet **ii**：199-204, 1985
3) Andrew E, et al：Stormy weather：a retrospective analysis of demand for emergency medical services during epidemic thunderstorm asthma. BMJ **359**：j5636, 2017

第 2 章 | 各種検査をどう活かす？ ～プライマリ・ケアでできるもの，専門施設に依頼するもの～

A | プライマリ・ケアでできる検査

> **基本のエッセンス**
> - 喘息，COPD，ACO の診断は，1 つの検査結果では決着がつかず，2～3 以上の結果を組み合わせて診断するので難しい．
>
> **診断のポイント**
> - 多忙な外来では，待ち時間に喘息，COPD，呼吸困難感，胃食道逆流症（GERD）の質問票を書いてもらう．
> - 呼気中一酸化窒素濃度（FeNO；35 または 37 ppb 以上）は高値であれば喘息，ACO 診断に役立つが，上昇しない例も多い．
> - 血中好酸球数（300/μL 以上），総 IgE 値（170 IU/L 以上）は診断よりも治療薬選択時に役立つ．
> - スパイロメトリーは進行した COPD，ACO 診断に役立ち［一秒率（$FEV_{1.0}$%）が 70％以下］，吸入気管支拡張薬を用いた気道可逆性試験は喘息や ACO の診断に役立つ［一秒量（FEV1）が 200 mL かつ 12％以上改善］．
> - 胸部 X 線は他の呼吸器疾患，心疾患を除外するために行う．

　喘息や COPD のほとんどは，呼吸器専門医よりも圧倒的にプライマリ・ケアで診ていますが，**大きな問題点は**，①正確な診断ができていないことと，②病気に気づいていないことが挙げられます．喘息，COPD，ACO の診断の

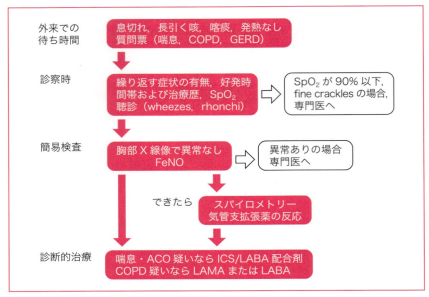

図1 プライマリ・ケアでの検査の流れ

難しさは，1つの検査成績では難しく2～3以上の結果を組み合わせなければならないところです．プライマリ・ケアでできる，喘息，COPD，ACOの診断の流れを簡潔に 図1 に示します．

① なぜプライマリ・ケアでは正確な診断がつきにくいのか

　例えば聴診で呼気にwheezesが聴取され，胸部X線では異常陰影なしとした場合，次にはFeNOを測定します．FeNOが20 ppbと低値であり，$FEV_{1.0}$％が65％と閉塞性換気障害があるという段階で疑うものは，① FeNOが低値タイプの喘息，② COPDのいずれかとなります．
　ここが，プライマリ・ケアでの分かれ道となります．

① 診断的治療を行う

② スパイロメトリーを行い，吸入気管支拡張薬投与による気道可逆性試験を行う
③ 血中好酸球測定を行う

　上記のいずれかを行います．

1) 診断的治療を行う

　この場合，病歴聴取で安静時には息切れがなく，労作時のみに強い場合には COPD と診断して LAMA（長時間作用性抗コリン薬）を投与したいところですが，喘鳴がない労作時息切れのみの若年成人喘息もあるため迷います．思い切って喘息か COPD のどちらかの治療を行い，運良く改善したらその診断となります．そこで参考となるのが FeNO です．後述しますが，37 ppb（または 35 ppb）以上あれば喘息，ACO の確率が高いです．また 22 ppb 以下では COPD の確率が高く，23〜36（または 34）ppb の間は微妙です．

2) スパイロメトリーを行い，吸入気管支拡張薬投与による気道可逆性試験を行う

　FEV1 の有意な改善（200 mL 以上かつ 12％以上）があれば喘息，ACO ですし，改善がなければ COPD ということになります．しかし，プライマリ・ケアではこの気道可逆性試験を行うことはほとんどなく，診断的治療で症状が改善した場合は少しの期間継続し，症状が消失したらすぐに治療をやめてしまいます．

　このように診断が不確定なまま症状のみが一時的に改善し，その後 2〜3 年同様の症状が繰り返し出現し，患者さんがおかしいと感じて呼吸器内科専門医を受診し，専門的な検査を受けて初めて確定診断がつくというパターンが多いです．

3) 血中好酸球測定を行う

　これはプライマリ・ケアで行われ，病態把握には有用ですが，診断にはあ

まり役に立ちません．好酸球が300/μL以上の高値であれば，喘息を強く疑い，喘息の治療［ICS（吸入ステロイド薬）/LABA（長時間作用性β_2刺激薬）配合剤］を行います．しかし，好酸球数が中途半端な数の場合が圧倒的に多く（例えば180/μL），COPD，喘息，ACOすべてでありえて診断がつきません．

また，最近は次のような症例が多くみられます．

症例1　アレルギー性鼻炎で治療していた途中で喘息合併診断がついた症例（30歳代，男性）

　20歳代半ば頃から季節性，30歳代に入り通年性にくしゃみ，鼻水が出現し，季節の変わり目に鼻閉または咳嗽が出現するため来院．血中好酸球数は正常，FeNOは22 ppb，呼吸機能検査（スパイロメトリー）も正常，症状のあるときのみにヒスタミンH_1阻害薬と点鼻ステロイド薬など対症的に投薬して症状は治っていました．30歳代後半になってから，鼻炎症状とともに早朝にも咳嗽が出現するようになり再診．FeNOが36 ppbと軽度高値，$FEV_{1.0}$％は73％と正常，気道可逆性試験ではFEV1が300 mL，14％改善したので，喘息の合併と診断してICS/LABA配合剤による治療を追加したところ翌日から効果があり，アレルギー性鼻炎＋喘息と診断しました．この症例では30歳代前半にも一時的に咳嗽が出てきていましたが，そのときに精密検査をしていたら，ひょっとすると咳喘息であった可能性があります．アレルギー性鼻炎が喘息発症のリスク因子であることを感じられた1例でした．

　この症例のように，外来で診ていても診断が難しいことがしばしばあります．**喘息発症のリスク因子の一つにアレルギー性鼻炎があります．**

② 有用な検査ツールとは？ 〜まずは疑うことが重要〜

COPD の初期で最も多い "年齢のせい" で息切れが出るといった症状での受診の際に，**COPD 診断のプライマリ・ケアでのスクリーニングとして International Primary Care Airway Group（IPAG）の質問票（表 1）を待合室で待っている間に書いてもらい，合計点が 19 点以上では COPD の可能性が高いので検査を行う**ということにしてはいかがでしょうか．

また，呼吸機能検査装置のない施設ではピークフローメーターを用いても診断が確定的になりますが，残念ながら吸入気管支拡張薬投与前後での改善量の診断基準がありません．**通常，ピークフローは 2 週間，朝と夕に測定してもらい，日内変動が 20％以上，日間変動が 20％あれば，まずは喘息と診断しても良いと思います．**ピークフローメーターは 3 回連続思い切って吹いてもらい最大値を記載します．入手方法は，ミニ・ライト™ は松吉医科器械社，パーソナルベスト™ はチェスト社かフィリップス・ジャパン社，アズマプランプラス® は宝通商社といったメーカーへお問い合わせいただければと思います．

ガイドラインでは病診連携を奨励していますが，そもそも疑わなければ専門医に紹介したり，検査をすることはしません．**図 2** に循環器内科でのプライマリ・ケア外来における左室拡張機能障害（E/E'＞15）と COPD の診断に役立つ閉塞性換気障害（$FEV_{1.0}$％＜70％）の頻度を示します[1]．この図は**多くの COPD 患者が診断されないままプライマリ・ケアの医療機関に存在する**ことを示しています．

表1 IPAG 質問票

No.	質問	選択肢	ポイント
1	あなたの年齢はいくつですか？	40–49 歳	0
		50–59 歳	4
		60–69 歳	8
		70 歳以上	10
2	1 日に何本くらい，タバコを吸いますか？（もし，今は禁煙しているならば，以前は何本くらい吸っていましたか？）今まで，合計で何年間くらい，タバコを吸っていましたか？$\left(\begin{array}{l}\text{1 日の喫煙箱数＝1 日のタバコ数/20 本} \\ \text{（1 箱入数）} \\ \text{Pack・year＝1 日の喫煙箱数×喫煙年数}\end{array}\right)$	0–14 Pack・year	0
		15–24 Pack・year	2
		25–49 Pack・year	3
		50 Pack・year 以上	7
3	あなたの体重は何キログラムですか？あなたの身長は何センチメートルですか？（BMI＝体重(kg)/身長(m)^2）	BMI＜25.4	5
		BMI 25.4–29.7	1
		BMI＞29.7	0
4	天候により，せきがひどくなることがありますか？	はい，天候によりひどくなることがあります	3
		いいえ，天候は関係ありません	0
		せきは出ません	0
5	風邪をひいていないのにたんがからむことがありますか？	はい	3
		いいえ	0
6	朝起きてすぐにたんがからむことがよくありますか？	はい	0
		いいえ	3
7	喘鳴（ゼイゼイ，ヒューヒュー）がよくありますか？	いいえ，ありません	0
		時々，もしくはよくあります	4
8	今現在（もしくは今まで）アレルギーの症状はありますか？	はい	0
		いいえ	3

（International Primary Care Airways Group（IPAG），相澤久道（監）：IPAG 診断・治療ハンドブック日本語版，プライマリケア医用ガイド 2005 より転載）

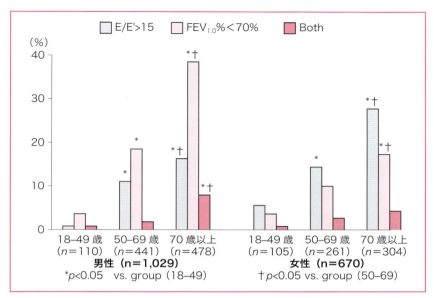

図2 循環器内科のプライマリ・ケアでの左室拡張機能障害（E/E'＞15），閉塞性換気障害（$FEV_{1.0}\%<70\%$）の頻度
（大西勝也ほか：左室拡張機能障害を有する患者における潜在的閉塞性換気障害の合併頻度．Ther Res **30**：807, 2009 より作成）

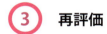 **再評価**

喘息，COPD の診断がつき，治療を行っていく中で再評価が必要となります．

a COPD

COPD では QOL の代表症状である呼吸困難・息切れを評価する指標として，GOLD2015 のガイドライン以降に重要視されている **修正 MRC（mMRC）質問票（表2）**[2] と **COPD Assessment Test（CAT）質問票（図3）**[3] があります．そのほか，主に COPD（喘息でも可）で用いられている研究レベルでの質問票として有名な St. George's Respiratory Quenstionnaire（SGRQ）

表2 呼吸困難（息切れ）を評価する修正 MRC（mMRC）質問票

グレード分類	あてはまるものにチェックしてください（1つだけ）	
0	激しい運動をした時だけ息切れがある．	☐
1	平坦な道を早足で歩く，あるいは緩やかな上り坂を歩く時に息切れがある．	☐
2	息切れがあるので，同年代の人よりも平坦な道を歩くのが遅い，あるいは平坦な道を自分のペースで歩いている時，息切れのために立ち止まることがある．	☐
3	平坦な道を約100 m，あるいは数分歩くと息切れのために立ち止まる．	☐
4	息切れがひどく家から出られない，あるいは衣服の着替えをする時にも息切れがある．	☐

呼吸リハビリテーションの保険適用については，旧MRCのグレード2以上，すなわち上記mMRCのグレード1以上となる．
（日本呼吸器学会：COPD（慢性閉塞性肺疾患）診断と治療のためのガイドライン2018（第5版），メディカルレビュー社，東京，p54, 2018 より許諾を得て転載）

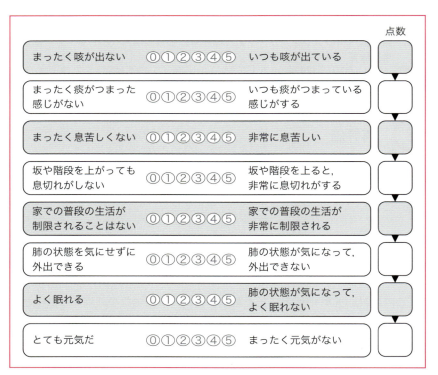

図3 COPD Assessment Test（CAT）質問票からの抜粋
（The COPD Assessment Test より許諾を得て転載）

もありますが，質問量が多くプライマリ・ケアでは時間制限があり無理かとも思います．

b 喘　息

1) 質問票

　喘息 QOL では Asthma Control Test（ACT）が簡単かつ質問が5問と少なくて手軽です．ただし SABA（短時間作用性 β_2 刺激薬）の吸入についての質問があり，初診患者，SMART 療法施行者，SABA を使用していない患者さんでは評価不能です．末梢気道病変の症状まで考慮した Asthma Control Questionnaire（ACQ），Asthma Quality of Life Questionnaire（AQLQ）などが世界では用いられており，和訳されています．日本のものとして Asthma Health Questionnaire（AHQ）-JAPAN があり大変良いのですが，質問数が多いという欠点は同じです．

　最近，筆者らは近畿北陸気道疾患カンファレンス（KiHAC）での1事業として，近畿大学の東田有智教授を中心に，**9 cm の visual analog scale（VAS）を用い，使用許可のいらない Japan Asthma Control Survey（JACS）質問票**[4]**を作成しました**（**図4**）．**JACS 質問票は4つの尺度；症状，感情，治療，活動性を評価する15項目**から成っており，従来のものでは主に症状について評価していますが，プライマリ・ケアに近い real world の現場で**直近1週間**の身体機能や，心理面，服薬状況についても評価します．論文[4]はインターネット上で公開されており，JACS 質問票も自由にダウンロードできます（〈http://dx.doi.org/10.1016/j.alit.2017.06.013〉の Supplementary Materials よりダウンロード可）．『喘息予防・管理ガイドライン 2018』でのコントロール良好とコントロール不十分の間のカットオフ値は 8.0，コントロール不十分とコントロール不良のカットオフ値は 4.8 でした[5]．今後 JACS 質問票についての続報が出てくるはずです．

　また，胃食道逆流症（GERD）には F スケール[6]（**図5**）を用い，8点以上を GERD として診断し（感度 62％，特異度 59％），喘息，COPD に合併す

この1週間のあなたの喘息の状態について，下のスケールの当てはまる部分に縦線（｜）を記載してください

尺度：VASスケール

1. **症状**：ぜんそくのせいで息切れや息苦しさがしましたか？

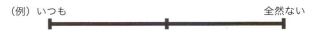
（例）いつも　　　　　　　　　　　　　　全然ない

2. **症状**：ゼーゼー・ヒューヒューとしたことがありましたか？
3. **症状**：せきに悩まされましたか？
4. **活動性**：ぜんそくのせいで，夜間・起床時にぜんそく症状（ゼーゼー，せき，息切れ，胸が苦しい・痛い）はありましたか？
5. **症状**：ぜんそくのせいで，夜中，睡眠がさまたげられることで不安になりましたか？
6. **活動性**：天気や外の空気の汚れ・花粉・黄砂などのせいで外出を控えたことがありましたか？
7. **感情**：ぜんそくのせいで激しい活動（急いだ行動，運動，階段を駆け上がる）は困難であると思っていますか
8. **活動性**：ぜんそくのせいで職場や家庭での活動が制限されましたか？
9. **活動性**：今のぜんそくの治療で症状が残り，あなたの生活に支障がでていましたか？
10. **活動性**：ほこり，たばこの煙，冷気や排気ガス，飲酒などでぜんそくの症状が出ましたか？
11. **感情**：ぜんそくのせいで思い通りにならず，イライラしたり，失望することはありましたか？
12. **感情**：職場や学校など，社会ではあなたのぜんそくが理解されていないと感じましたか？
13. **治療**：薬を毎日，規則正しく服用していると思いますか？
14. **治療**：薬を毎日，正しい方法で吸入できていると思いますか？
15. **症状**：息が苦しい時，気管支を広げるために吸入する薬を一日に何回吸入しましたか？

図4　JACS質問票の質問内容
（Tohda Y, et al：Development of a questionnaire to evaluate asthma control in Japanese asthma patients. Allergy Int **67**：131-137, 2018 より作成．日本語版は，論文のSupplementary Materialsから自由にダウンロードできます）

る咳嗽の原因を評価します．この値は治療で低下しますので治療モニターとしても使用できます．

Fスケール**問診票** FSSG (Frequency Scale for the Symptoms of GERD)

| お名前 | | (ID：) | | 歳 男・女 | 記入日：平成　年　月　日 |

※あなたは以下にあげる症状がありますか？
　ありましたら，その程度を記入欄の数字（スケール）に○を付けて
　お答え下さい。

質問		記入欄				
		ない	まれに	時々	しばしば	いつも
1	胸やけがしますか？	0	1	2	3	4
2	おなかがはることがありますか？	0	1	2	3	4
3	食事をした後に胃が重苦しい（もたれる）ことがありますか？	0	1	2	3	4
4	思わず手のひらで胸をこすってしまうことがありますか？	0	1	2	3	4
5	食べたあと気持ちが悪くなることがありますか？	0	1	2	3	4
6	食後に胸やけがおこりますか？	0	1	2	3	4
7	喉（のど）の違和感（ヒリヒリなど）がありますか？	0	1	2	3	4
8	食事の途中で満腹になってしまいますか？	0	1	2	3	4
9	ものを飲み込むと，つかえることがありますか？	0	1	2	3	4
10	苦い水（胃酸）が上がってくることがありますか？	0	1	2	3	4
11	ゲップがよくでますか？	0	1	2	3	4
12	前かがみをすると胸やけがしますか？	0	1	2	3	4

酸逆流関連症状＝ □ 点　　合計点数 □ ＋ □ ＋ □ ＋ □
運動不全（もたれ）症状＝ □ 点

総合計点数 ＝ □

その他，何か気になる症状があればご遠慮なくご記入ください。

M.Kusano et al.:J Gastroenterol.,39,888 (2004)　　　©Eisai co, Ltd, 2002

図5　胃食道逆流症（GERD）診断のためのFスケール

（草野元康ほか：GERDに対する新しい問診票FSSG（Frequency Scale for the Symptoms of GERD 通称：Fスケール）の開発と評価．臨と研 **82**：379-382, 2005／Kusano M, et al：Development and evaluation of FSSG: frequency scale for the symptoms of GERD. J Gastroenterol **39**：888-891, 2004 ／画像はEAファーマ株式会社より許諾を得て転載）

表3 咳喘息・喘息診断のための FeNO 判定の目安

診 断	好酸球性炎症の可能性低 ICS の効果低	好酸球性炎症に注意 経過観察	好酸球性炎症の存在示唆 ICS の効果期待
標準法			
成人	<25 ppb	25〜50 ppb	>50 ppb
小児	<20 ppb	20〜35 ppb	>35 ppb
NIOX(MINO, VERO)			
成人	<17.5 ppb	17.5〜35 ppb	>35 ppb
NObreath			
成人	<18.8(20) ppb	18.8(20)〜 37.5(40) ppb	>37.5(40) ppb

2) 呼気中一酸化窒素濃度（FeNO）の測定

FeNO は気道全体の好酸球性気道炎症の指標として，高値であれば ICS で呼吸器症状が改善する咳喘息・喘息である可能性が高いです．特に，咳喘息，喘息，ACO で有用で，ICS の治療がうまくいっているときには値が低下してきますので，治療効果判定の点においてプライマリ・ケアにとって有用な武器となります．

しかし，問題点が 3 つあります．

FeNO の問題点
① 治療を行っていない咳喘息・喘息でも上昇しない症例の存在
② 咳喘息・喘息診断のためのカットオフ値は成人で，22・25・35・37・50 ppb と基準値がバラバラである点
③ アレルギー性鼻炎，好酸球性副鼻腔炎やアトピー性皮膚炎の一部でも上昇する点

現在，保険適用となっている機種は NIOX MINO と NIOX VERO（ともに Aerocrine 社，チェスト社），NObreath（Bedfont 社，太陽日酸社）の 3 種類です．研究機関で行われていた標準方法（蛍光発光法）とは測定方法が異なっているため，NIOX MINO では標準法の 70％程度，NObreath では 75〜80％となっていますので，**表3** のように解釈すると良いと思います．喫煙者では低め，ウイルス感染では高めになり，何回も繰り返して施行すると値が低くなる傾向があります．また，直前の食事にも影響を受けますので

厳密な検査ではありません.

3) 末梢血好酸球

末梢血好酸球については,まずは好酸球の動態を知らなければなりません.

体内の好酸球の分布として,骨髄:末梢血:組織での比率は 50〜200:1:100 と末梢血の好酸球数が最も少なく,細胞動態は好酸性骨髄球が骨髄成熟して末梢血に送り出されるまで 3〜4 日間または骨髄内で好酸球が成熟して血中に遊走するまで 9 日間とされ,末梢血として血管内を通過する時間はわずか 6〜7 時間,その後,組織中に移行して 6 日以内ということになっています[7].つまり血中の好酸球は現在のアレルギー状態をよく反映しており,体内分布としては少なく,**好酸球の実数が 300 μL 以上あると好酸球増多と言いますが**,アレルギー組織内にはその 100 倍の数が存在するということです.血管内皮上の種々の接着因子を介して,強力なケモカインで血管外に引き寄せられています.

喘息のように気道壁での好酸球は,その寿命をサイトカインやケモカインで延長させられていますので,ますます炎症局所に集積することになります.末梢血中の好酸球の増多は,好酸球性副鼻腔炎など喘息以外の好酸球性疾患を合併すると,それも反映していることになり解釈が難しいです.最近,NHLBI 重症喘息研究プログラム(SARP)-3 のベースラインデータを解析し,喘息発作を起こしやすい喘息患者の増悪頻度と関連する因子として,副鼻腔炎の合併,GERD の合併,気道可逆性試験の FEV1 の改善量,肥満度(BMI)と並んで末梢血好酸球の絶対値の増加が重要な因子として報告[8]されています.また,生物学的製剤(ヌーカラ®やファセンラ®)投与時も血中好酸球が多いほど効果があります.

4) 血中総 IgE 値

基準値は 170〜250 IU/L 以下であり,アレルギー疾患,特にアトピー性皮膚炎では 2,000〜1 万以上になることもあります.**IgE 値は喘息診断には参考程度,モニタリングでもアレルギー性気管支肺アスペルギルス症以外は役に**

立ちません．特異的 IgE 値の方が，環境整備を行う上で役に立ちます．治療では，重症喘息に対しての抗 IgE 抗体（ゾレア®）投与時には，体重とともに総 IgE 値の測定が薬剤投与量を決める上で必須の検査です．

5) 胸部 X 線像

他の呼吸器疾患を鑑別するために撮影しますが，解像度の低さと心臓，横隔膜，縦郭陰影に重なっている場合には必ず見落としがあり，100 点満点中70 点の検査であることを認識して撮影しています．

胸部 X 線の所見のポイント
① 安定期喘息，COPD の早期
・肺野に陰影はなく，まったくの正常
② 喘息発作期，COPD 増悪期
・共通して肺の過膨張所見［①横隔膜の平坦化,②肺透過性の亢進（肺野が黒くなる），③肋間腔の拡大，④側面写真での胸骨後腔の拡大］がある．
・COPD では長期に過膨張が継続するので，肺や血管陰影の最小化や涙滴心（tear drop heart）が見られる．
③ 喘息重症発作期
・気管支壁の肥厚，気管支肺炎像，淡い肺野濃度の上昇などもときに見られる．

---

6) スパイロメトリー

GOLD2017 の COPD ガイドラインでも，COPD 診断で唯一の検査が，気管支拡張薬吸入後のスパイロメトリーであり，一秒率［$FEV_{1.0}$％；FEV1（努力性に一秒間に呼出できた量）／FVC（努力性肺活量）］が 70％未満であることとされています．この気管支拡張薬吸入前後の FEV1 の変化が 200 mL以上かつ 12％以上であれば，気道可逆性試験陽性となり，喘息や ACO の診断となります．

また，見逃せないのがフローボリューム曲線のパターンです．図6に，喘息，COPD，ACO の典型的なフローボリューム曲線のパターンと気管支拡張薬吸入後のフローボリューム曲線を示します．

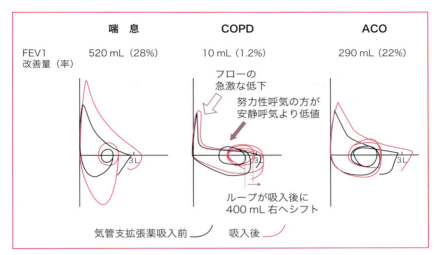

図6 フローボリューム曲線のパターンの典型例

　特に**吸入前のCOPDに注目**してください．
① COPDでは喘息と比較して，強制呼出開始間もなくフローが急激に落ちています．これは強制呼気によりCOPDでは末梢気道が潰れたり，折れ曲がって直ちに閉塞するためですが，喘息では末梢気道のリモデリングを起こして末梢気道の壁が厚くなっているため，強制呼気でも潰れず，フローが落ちません．ACOではその中間です．
② COPDのフローボリュームループ（下降脚）では，努力呼出時のフローが，安静時のそれよりも下回っており，努力性呼気では安静呼気よりも末梢気管支が潰れる（ダイナミック・コンプレッション）ために起こり，COPDの閉塞性変化が強いことを意味しています．
③ COPDにおける気管支拡張薬吸入前後の安静換気時の丸いループの円が，吸入後に右側に400 mLくらい移動しています．これは気管支が拡張したことにより機能的残気量が減少し，過膨張が改善していることを示します．

　喘息では気管支拡張薬吸入後には，FEV1のみでなくピークフローも著明に改善しています．ACOは喘息とCOPDの中間位です．

B | 専門医による精密検査の概要を知っておく

基本のエッセンス

- 喘息は，気道可逆性試験（スパイロメトリー，強制オシレーション法）または気道過敏性試験，喀痰中・血中好酸球数，ペリオスチンなどの血中バイオマーカー，副鼻腔 CT などでフェノタイプに分類.
- COPD は，精密呼吸機能検査（拡散能，クロージングボリューム），気道可逆性試験（スパイロメトリー，強制オシレーション法）または気道過敏性試験，胸部 CT などで，COPD 単独なのか ACO なのかを鑑別.

① ガイドラインにみる診断基準をおさらいする

a 喘息の診断

気管支喘息の診断の目安として，日本アレルギー学会の『喘息予防・管理ガイドライン 2018』では，

1. 発作性の呼吸困難，喘鳴，胸苦しさ，咳（夜間，早朝に出現しやすい）の反復
2. 気道可逆性のある気流制限
3. 気道過敏性の亢進
4. アトピー素因の存在
5. 気道炎症の存在（通常好酸球性）
6. 他疾患の除外

で，1, 2, 3, 6 が重要で，4, 5 の存在は症状とともに喘息の診断を支持する，ということになっており，専門医での検査はこれらをクリアできるものを行

います.

b COPD の診断

日本呼吸器学会の『COPD（慢性閉塞性肺疾患）診断と治療のためのガイドライン 2018（第 5 版）』[9] の診断基準は第 4 版と比較してコンパクトになり,

1. 長期の喫煙歴などの曝露因子がある
2. 気管支拡張薬吸入後のスパイロメトリーで FEV1/FVC（一秒率）が 70％未満
3. 他の気流閉塞をきたしうる疾患を除外

となりました．日常診療で疑うべき症例・状況，診断の実際として次のような記載があります.

① COPD を発症する喫煙量は個人差が大きく，おおむね 10〜20 pack-year 以上の喫煙歴があり，40 歳以上であれば COPD の可能性が高くなる.

② 環境たばこ煙（受動喫煙，副流煙など），工場地帯や幹線道路近傍での大気汚染が COPD 発症のリスク因子となることがあるが特定できないこともある.

③ 上気道症状（感冒など）で受診された場合，これまでに明らかでなかった COPD 症状が顕在化することがしばしばある.

c ACO の診断

日本呼吸器学会から 2017 年 12 月に『喘息と COPD のオーバーラップ診断と治療の手引き 2018』[10] が初めて出版されました（☞ p34 表 2 参照）．この診断基準には気道可逆性試験，精密呼吸機能検査（拡散能）や FeNO，末梢血好酸球数，血中 IgE 値が含まれており，専門医での診断が必要となります.

② 求められる精密検査と管理項目

a 喘息

① 発症年齢，Body mass index（BMI），喫煙歴
② 胸部 X 線
③ 血中バイオマーカー（好酸球，総 IgE 抗体，特異的 IgE 抗体，ペリオスチンなど）
④ 呼気中一酸化窒素濃度（FeNO）
⑤ 呼気凝集液中のメディエーター
⑥ 精密呼吸機能検査
⑦ 気道可逆性試験（スパイロメトリー，強制オシレーション法）
⑧ 気道過敏性試験
⑨ 呼吸器内視鏡，気管支肺胞洗浄

豆知識　ペリオスチン

　血清ペリオスチンは好酸球性気道炎症や気道リモデリングの両方の血液マーカーです．そもそもは，骨折で発現増強する細胞外基質蛋白として発見されました．接着分子であるインテグリンにも結合し，他の細胞内シグナルを活性化します．Th2 サイトカインである interleukin-13 によって気道上皮や線維芽細胞から分泌され，分泌されたペリオスチンが他の構造細胞を活性化させ，TSLP（thymic stromal lymphopoietin，胸腺間質性リンパ球新生因子）などを産生させることで，Th2 反応が活性化するしくみです．喘息の血清中では高値であり，FEV1 の経年低下と相関します．一方，抗 IL-13 抗体や抗 IgE 抗体の効果と関連し，生物学的製剤のコンパニオン診断学としても期待されています．

⑩ 合併症（鼻炎と好酸球性副鼻腔炎のための副鼻腔 CT，胃食道逆流症，睡眠時無呼吸症候群など）

b. COPD

① 発症年齢，Body mass index（BMI）
② 胸部 X 線，CT（低吸収域の領域測定）
③ 精密呼吸機能検査（拡散能，クロージングボリュームまで）
④ 気道可逆性試験（スパイロメトリー，強制オシレーション法）
⑤ 気道過敏性試験
⑥ FeNO，呼気中一酸化炭素濃度（喫煙関連）
⑦ 呼気凝集液中の酸化ストレス物質，メディエーター
⑧ 動脈血酸素分圧，動脈血二酸化炭素分圧，混合静脈血酸素分圧
⑨ 6 分間歩行試験，シャトルウォーキング試験，最大酸素消費量
⑩ 心エコー，右心カテーテル
⑪ 呼吸器内視鏡
⑫ 併存症の治療
⑬ 身体活動性の向上に対する試み

③ キーポイントとなる検査の考え方

前述した検査の中で，① FeNO，②気道可逆性試験の 2 つの検査，さらに COPD の治療・管理に重要な③身体活動性の向上について簡潔に述べてみたいと思います．

その他の検査は，ガイドラインや呼吸器の有名な教科書に詳細に掲載されていますのでここでは割愛します．

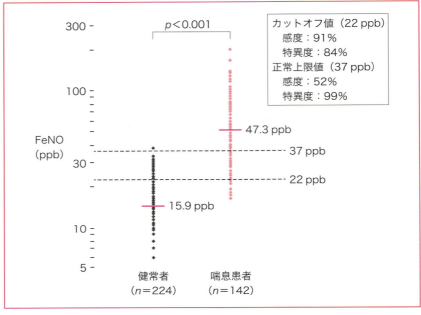

図7　日本人健常者と喘息患者における FeNO の分布
(Matsunaga K, et al：Exhaled nitric oxide cutoff values for asthma diagnosis according to rhinitis and smoking status in Japanese subjects. Allergol Int **60**：331-337, 2011 より作成)

a. FeNO の本当のデータの読み方

　FeNO は，非侵襲的かつリアルタイムに測定可能な下気道の好酸球性炎症を反映するため，

① 喘息の診断
② ICS（吸入ステロイド薬）の反応性の予測
③ 喘息治療のモニタリング

に有用です．一酸化窒素（NO）は，一酸化窒素合成酵素（NOS）を触媒として，気道上皮マクロファージ，血管内皮，神経細胞内で L-アルギニンが L-シトルリンに転換されるときに産生されます．炎症性サイトカインやエンドトキシンの刺激により，mRNA が合成される誘導型 NOS（iNOS）は，

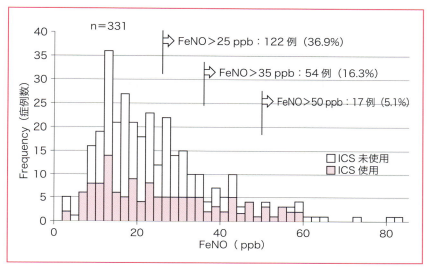

図8 日本人 COPD 患者における FeNO の分布
(Tamada T, et al：Biomarker-based detection of asthma-COPD overlap syndrome in COPD populations. Int J COPD **10**：2169-2176, 2015 より作成)

細胞内 Ca^{2+} 濃度とは関係なく大量に NO を出し，これを主に測定しています．一方，**COPD で FeNO が上昇しないのは，タバコによる活性酸素により NO が気道局所で消費されるため**と考えられています．また，**喘息を合併している ACO では上昇することが多い**です．

　図7 に日本人を対象とした健常者と喘息患者の FeNO の分布[11]を，図8 に COPD 患者における FeNO の分布を示します[12]．それぞれの分布状態から，なかなか基準値が決まらないことがよく理解できると思います．

b 気道可逆性試験は FEV1 だけではない

　スパイロメトリーでの FEV1 が，**気管支拡張薬吸入前後で 200 mL 以上かつ 12％改善した場合には気道可逆性あり**と定義されています．しかし，これも多くの問題を抱えています．気道可逆性の定義ですので変更することはできませんが，実際に測定するとこの基準に満たない喘息は多数存在します．

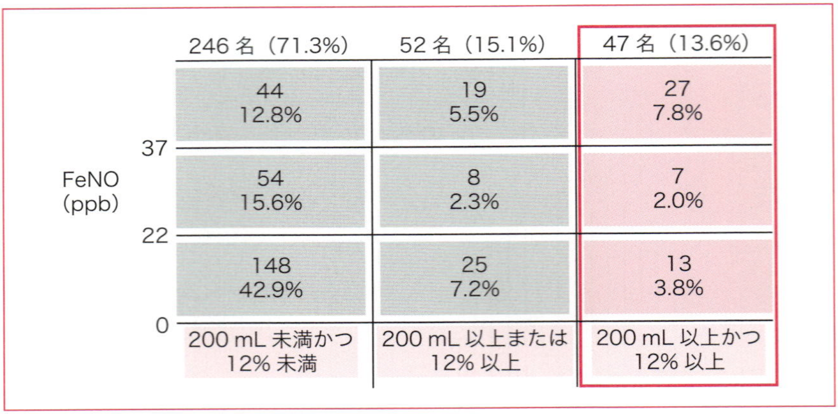

246 名（71.3%）	52 名（15.1%）	47 名（13.6%）
44 12.8%	19 5.5%	27 7.8%
54 15.6%	8 2.3%	7 2.0%
148 42.9%	25 7.2%	13 3.8%
200 mL 未満かつ 12％未満	200 mL 以上または 12％以上	200 mL 以上かつ 12％以上

図9 医大前南4条内科における遷延性咳嗽患者345名の気道可逆性試験とFeNO の値

医大前南4条内科に**遷延性咳嗽で来院した345名の初診患者の気道可逆性 試験とFeNOの結果を図9**に示します．一番右端で赤い太枠で囲った47名 は喘息またはACOのいずれかと思いますが，その中身を見るとFeNOが 22 ppb以下の低値を示しているのが13名（全体の3.8％）存在することが 分かります．さらに，**200 mL以上または12％以上と不完全に改善した52 名の患者の確定診断で，最終的には47名（90.3％）が喘息または咳喘息**で した．このように1回の検査ではなかなか診断が難しいのです．

　最近，われわれはこの気道可逆性試験に強制オシレーション法（モストグ ラフ）を併用して，喘息・咳喘息による咳嗽とアレルギー性鼻炎に伴う咽 頭・喉頭炎による咳嗽の鑑別に，スパイロメトリーのFEV1とモストグラフ のR5（5 Hzでの呼吸抵抗値）の両方の気道可逆性試験が有用であることを 報告しました[13]．一般に，喘息ではFEV1では基準を超えて改善しますが， 咳喘息ではFEV1の200 mL以上かつ12％以上の改善がない症例が多いです． しかし，モストグラフのR5では15％以上の改善（ROC解析の結果）が見 られました．FEV1およびR5ともに改善を認めないアレルギー性鼻炎に伴 う咳嗽との鑑別に有用であることが示唆されました（**図10**）．また，本当 は喘息なのにFEV1での改善率の基準を満たしていない場合でも，モストグ

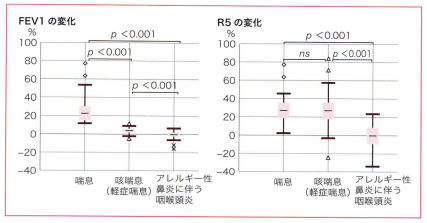

図10 咳嗽で来院した患者の気道可逆性試験での改善率
スパイロメトリーとモストグラフを用いて検討.
(加藤　冠, 田中裕士：遷延性・慢性咳嗽を呈した咳喘息の診断における強制オシレーション法の有用性. アレルギー 67：759-766, 2018 より作成)

ラフを用いたR5の改善率15％以上の変化で喘息の確定診断ができるかもしれません. さらに高度な話になりますが, 活動期の鼻炎を合併していると, 喘息・咳喘息であってもR5の改善率が15％を切ってしまいます. この差を利用して喘息（咳喘息）単独なのか, 喘息（咳喘息）＋鼻炎による咽喉頭炎の咳嗽なのかについても鑑別診断ができる可能性を視野に入れて現在研究中です. このように気道可逆性試験もスパイロメトリー以外の機器を併用するとさらに細かく診断ができます.

C 身体活動性の向上

　COPDにおいて身体活動性は最近注目されている新たな指標で, 患者管理上重要です.『COPD（慢性閉塞性肺疾患）診断と治療のためのガイドライン2018（第5版）』[9]でも大きく取り上げられています. **身体活動性は日常での実際の活動状態を示します**. 似たような指標として運動耐容能という語句がありますが, これは最大運動能力を表します. COPDでは健常者と比較して, 立っている時間や, 歩行などあらゆる活動が短縮しています. 身

体活動性のレベルが低く，1日の総歩数の少ない COPD 患者ほど，死亡率が高くなることが知られています[14]．また GOLD 1 期（FEV1 が予測値の 80％以上）の軽症の COPD を 3 つのクラスターに分類した研究[15] で，1 つのクラスターで，他の 2 つのクラスターと比較して，運動耐容能では差はないが，身体活動能（3 METs 以上の運動，1日総歩数）と $FEV_{1.0}$％が低下していました．このように，身体活動性改善が必要な COPD 患者群が明らかになってきています．身体活動性向上のために向けた治療として，

> ① FEV1 と呼吸困難感を指標に，吸入気管支拡張薬を追加処方する．
> ② 呼吸リハビリテーション，1 日に 30 分以上歩いて身体活動性を高めるように指導する．
> ③ モチベーション向上環境を作る（例えば都市歩行観光の冊子を渡す）

があり，専門医ではなくてもプライマリ・ケアでもできる試みとして重要と思います．

文　献

1) 大西勝也ほか：左室拡張機能障害を有する患者における潜在的閉塞性換気障害の合併頻度．Ther Res **30**：807, 2009
2) Global Initiative for Chronic Obstructive Lung Disease：Global strategy for diagnosis, management and prevention of chronic obstructive pulmonary disease, 2011〈www.goldcopd.com〉(2018/4)
3) The COPD Assessment Test〈http://www.catestonline.org〉(2018/4)
4) Tohda Y, et al：Development of a questionnaire to evaluate asthma control in Japanese asthma patients. Allergol Int **67**：131-137, 2018
5) Tohda Y, et al：Examination of the cut-off values for a questionnaire used to evaluate asthma control in Japanese asthma patients. Allergol Int. 2018［Epub ahead of print］
6) Kusano M, et al：Development and evaluation of FSSG：frequency scale for the symptoms of GERD. J Gastroenterol **39**：888-891, 2004
7) Ogawa M, et al：Renewal and commitment to differentiation of hemopoietic stem cells（an interpretive review）. Blood **61**：823-829, 1983
8) Denlinger LC, et al：Inflammatory and comorbid features of patients with severe asthma and frequent exacerbations. Am J Crit Care Med **195**：302-313, 2017
9) 日本呼吸器学会：COPD（慢性閉塞性肺疾患）診断と治療のためのガイドライン 2018（第 5 版），メディカルレビュー社，東京，2018

10）日本呼吸器学会：喘息と COPD のオーバーラップ診断と治療の手引き 2018，メディカルレビュー社，東京，2017

11）Matsunaga K, et al：Exhaled nitric oxide cutoff values for asthma diagnosis according to rhinitis and smoking status in Japanese subjects. Allergol Int **60**：331-337, 2011

12）Tamada T, et al：Biomarker-based detection of asthma-COPD overlap syndrome in COPD populations. Int J COPD **10**：2169-2176, 2015

13）加藤　冠，田中裕士：遷延性・慢性咳嗽を呈した咳喘息の診断における強制オシレーション法の有用性．アレルギー **67**：759-766, 2018

14）Waschki B, et al：Physical activity is the strongest predictor of all-cause mortality in patients with COPD：a prospective cohort study. Chest **140**：331-342, 2011

15）Gagnon P, et al：Cluster analysis in patients with GOLD 1 chronic obstructive pulmonary disease. PLoS One **10**：e0123626, 2015

coffee break
COPD 患者の視診での特徴

　診察時に，検査をせずとも COPD を疑うサインがあります．ただし，これらは重症の COPD 患者さんに診られる所見です．図に示すように，**口すぼめ呼吸，呼吸補助筋の肥大，呼気時の頸静脈の怒張，吸気時の鎖骨上窩の陥凹，Hoover 徴候，浮腫，バチ指**です．

　口すぼめ呼吸（pursed-lip breathing）は呼気時に口をすぼめる傾向で，呼気時における肺胞虚脱を防ぐと同時に呼吸数も調節します．呼吸補助筋を用いた呼吸をしていますので，特に胸鎖乳突筋の幅が親指サイズより大きくなったときに病的な肥厚・肥大と言えます．また，Hoover 徴候は吸気時に肋間の皮膚が陥凹することを示します．Hoover 徴候の写真は，Johnston らの論文〈http://www.clinicalmolecularallergy.com/content/6/1/8〉（2018 年 6 月閲覧）に掲載されています．

　また，COPD の悪化時にはしばしば末梢の浮腫を伴います．その機序として 4 つ考えられています．
① 肺性心による右心不全による浮腫
② 低アルブミン血症による膠質浸透圧の低下による浮腫
③ 65 Torr 以上の高 CO_2 血症による腎臓内の血流が皮質から髄質に分布異常を起こすことによる乏尿からの浮腫
④ 40 Torr 未満の低酸素により，腎臓の輸入動脈収縮による乏尿からの浮腫

　このような古典的な重症 COPD の新患症例を診る機会があるのもプライマリ・ケアならではと言えます．

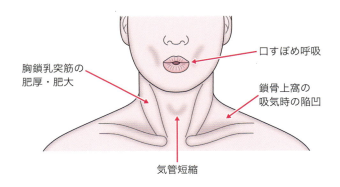

第3章 吸入薬の効率的な使い分け・減らし方

A 喘息とCOPDでは使う吸入薬が異なる ～ガイドラインも含めて～

基本のエッセンス

- 喘息の長期管理の原則は，第一に気道の炎症を抑え，その上で気管支拡張を維持させること．
- 喘息発作の原因を明らかにし，発作予防のための環境整備，自己防衛手段を指導する．
- COPDの長期管理の原則は，呼吸機能や息切れの進行の阻止と，運動耐容能および身体活動性の向上と維持．
- COPDでは急性増悪を一度起こすと，呼吸機能が増悪前よりも悪化するので，増悪予防が必要となる．

治療のポイント

- 喘息長期管理薬はICS，ICS/LABA配合剤，ICS+LAMA併用が第一選択となり，発作治療にはSABA，SAMAを用いる．
- COPDの長期管理薬はLAMA，LAMA/LABA配合剤，LABAが第一選択となり，喘息を合併するACOではさらにICSを追加する．
- 好酸球の関与が明らかでない場合には，COPDで頻回の増悪を起こすというだけで安易にICSを加えてはいけない．

　本邦における喘息，COPD，ACOの長期管理薬として用いる吸入薬は巻頭にまとめています．**喘息治療では気道好酸球性炎症を抑える吸入ステロイ**

ド薬（ICS）が中心となり，長時間作用性気管支拡張薬としては，①効果の強い長時間作用性β₂刺激薬（LABA）と，②動悸，こむら返り，振戦がほとんどない長時間作用性抗コリン薬（LAMA）の2つのどちらかを加えると効果がより強くなります．そのため高血圧薬と同様に，配合剤としてICS/LABAが本邦で最も使われています．残念ながらICSとLAMAの配合剤はありませんので2つの吸入薬を併用します．LAMAは閉塞隅角緑内障と閉塞症状のある前立腺肥大症では禁忌です．

　COPDの気道炎症は好中球主体なので，抗炎症薬というよりは気管支拡張効果が求められ，LAMAが主体となり，最も使用されています．より強力な拡張効果を得るためLABAを併用したLAMA/LABA配合剤も進行した例ではよく使用されます．

　COPDと喘息を合併したACOではLAMAまたはLAMA/LABA配合剤にICSを加えます．米国ではすでに承認されているLAMA/LABA/ICSの3剤配合剤も本邦でも承認されれば，おそらく医療費の面で朗報となることが予測されます．

　一方，頓用薬として短時間作用性β₂刺激薬（SABA）と短時間作用性抗コリン薬（SAMA）があります．SABAには本邦では，サルタノール®，メプチン®エアー，メプチン®スイングヘラー，ベロテック®の4種類がありますが，SAMAはアトロベント®のみとなっていました．

喘息の長期管理の考え方

　本邦における喘息死は徐々に減少し，2015年は1,511名，2016年は1,454名となりましたが，そのほとんどが60歳以上の高齢者です．また，COPDの本邦での死亡数は2014年は16,184名，2015年は15,756名であり，喘息と同様に高齢者がほとんどです．

　発作や増悪が治まってからの長期管理薬の使い方は，喘息とCOPD・ACOでは異なります．**喘息の長期管理の原則は気道炎症を抑えることが最**

表1 喘息治療ステップ

		治療ステップ1	治療ステップ2	治療ステップ3	治療ステップ4
長期管理薬	基本治療	**ICS（低用量）**	**ICS（低〜中用量）**	**ICS（中〜高用量）**	**ICS（高用量）**
		上記が使用できない場合，以下のいずれかを用いる	上記で不十分な場合に以下のいずれか1剤を併用	上記に下記のいずれか1剤，あるいは複数を併用	上記に下記の複数を併用
		LTRA テオフィリン徐放製剤 ※症状が稀なら必要なし	LABA （配合剤使用可[*5]） LAMA[*6] LTRA テオフィリン徐放製剤	LABA （配合剤使用可[*5]） LAMA[*6] LTRA テオフィリン徐放製剤	LABA （配合剤使用可） LAMA[*6] LTRA テオフィリン徐放製剤 抗IgE抗体[*2,7] 抗IL-5抗体[*7,8] 抗IL-5Rα抗体[*7] 経口ステロイド薬[*3,7] 気管支熱形成術[*7,9]
	追加治療	LTRA以外の抗アレルギー薬[*1]			
発作治療[*4]		SABA	SABA[*5]	SABA[*5]	SABA

抗IL-5Rα抗体：抗IL-5受容体α鎖抗体

[*1]：抗アレルギー薬とは次を指す．メディエーター遊離抑制薬，ヒスタミンH_1受容体拮抗薬，トロンボキサンA_2阻害薬，Th2サイトカイン阻害薬

[*2]：通年性吸入アレルゲンに対して陽性かつ血清総IgE値が30〜1,500 IU/mLの場合に適用となる．

[*3]：経口ステロイド薬は短期間の間欠的投与を原則とする．短期間の間欠投与でもコントロールが得られない場合は必要最小量を維持量とする．

[*4]：軽度発作までの対応を示し，それ以上の発作については「急性増悪（発作）への対応（成人）」の項を参照．

[*5]：ブデソニド/ホルモテロール配合剤で長期管理を行っている場合は同剤を発作治療にも用いることができる．長期管理と発作治療を合わせて1日8吸入までとするが，一時的に1日合計12吸入まで増量可能である．ただし，1日8吸入を超える場合は速やかに医療機関を受診するよう患者に説明する．

[*6]：チオトロピウム臭化物水和物のソフトミスト製剤．

[*7]：LABA，LTRAなどをICSに加えてもコントロール不良の場合に用いる．

[*8]：成人および12歳以上の小児に適応がある．

[*9]：対象は18歳以上の重症喘息患者であり，適応患者の選定は日本呼吸器学会専門医あるいは日本アレルギー学会専門医が行い，手技は日本呼吸器内視鏡学会気管支鏡専門医の指導の下で入院治療において行う．

（日本アレルギー学会：喘息予防・管理ガイドライン2018，協和企画，東京，p102，2018より許諾を得て転載）

表2 未治療患者の症状と目安となる治療ステップ

	治療ステップ1	治療ステップ2	治療ステップ3	治療ステップ4
対象症状	（軽症間欠型相当） ・症状が週1回未満 ・症状は軽度で短い ・夜間症状は月に2回未満	（軽症持続型相当） ・症状が週1回以上，しかし毎日ではない ・月1回以上日常生活や睡眠が妨げられる ・夜間症状は月2回以上	（中等症持続型相当） ・症状が毎日ある ・SABAがほぼ毎日必要 ・週1回以上日常生活や睡眠が妨げられる ・夜間症状が週1回以上	（重症持続型相当） ・治療下でもしばしば増悪 ・症状が毎日ある ・日常生活が制限される ・夜間症状がしばしば

（日本アレルギー学会：喘息予防・管理ガイドライン2018，協和企画，東京，p102，2018より許諾を得て転載）

も重要で，その治療を行った上で気管支を拡張させる治療を行うことになります．したがって，治療薬の第一選択はICSです．それに対して，すでに細気管支や肺胞が破壊されているCOPDでは，呼吸機能や息切れの経時的悪化を阻止し，急性増悪をどのように防ぐかが治療のコツとなります．

　喘息の長期管理薬の使用量・方法は重症度によって異なります．表1〜3に本邦の『喘息予防・管理ガイドライン2018』[1] に掲載されている重症度分類の一部を示します．重症度が上がるにつれて，ICSの投与量が増量されており，ロイコトリエン受容体拮抗薬（LTRA），テオフィリン薬などは全重症度で使用可能です．重症の場合では，経口ステロイドや高額療養費制度が適用となる生物学的製剤（☞「第6章-A．重症喘息への生物学的製剤の使い分け」），気管支サーモプラスティ（☞「第6章-B．気管支サーモプラスティの効果は？」）が加わってきます．発作時治療薬としてはSABAの頓用使用（1回2吸入）が第一選択ですが，SABAの副作用（動悸，振戦など）のため使用できない場合にはSAMA（アトロベント®エロゾル）を1回2吸入で使用します．発作の程度が強いときには経口プレドニン®5〜30 mgまたはテオドール®200 mgなどの内服薬を使用することもあります．

表3　現在の治療を考慮した喘息重症度の分類（成人）

現在の治療における患者の症状	現在の治療ステップ			
	治療ステップ1	治療ステップ2	治療ステップ3	治療ステップ4
コントロールされた状態[*1] ●症状を認めない ●夜間症状を認めない	軽症間欠型	軽症持続型	中等症持続型	重症持続型
軽症間欠型相当[*2] ●症状が週1回未満である ●症状は軽度で短い ●夜間症状は月に2回未満である	軽症間欠型	軽症持続型	中等症持続型	重症持続型
軽症持続型相当[*3] ●症状が週1回以上，しかし毎日ではない ●症状が月1回以上で日常生活や睡眠が妨げられる ●夜間症状が月2回以上ある	軽症持続型	中等症持続型	重症持続型	重症持続型
中等症持続型相当[*3] ●症状が毎日ある ●短時間作用性吸入β_2刺激薬がほとんど毎日必要である ●週1回以上，日常生活や睡眠が妨げられる ●夜間症状が週1回以上ある	中等症持続型	重症持続型	重症持続型	最重症持続型
重症持続型相当[*3] ●治療下でもしばしば増悪する ●症状が毎日ある ●日常生活が制限される ●夜間症状がしばしばある	重症持続型	重症持続型	重症持続型	最重症持続型

[*1]：コントロールされた状態が3～6か月以上維持されていれば，治療のステップダウンを考慮する．
[*2]：各治療ステップにおける治療内容を強化する．
[*3]：治療のアドヒアランスを確認し，必要に応じ是正して治療をステップアップする．

（日本アレルギー学会：喘息予防・管理ガイドライン2018，協和企画，東京，p104，2018より許諾を得て転載）

表4 季節・天候・感冒を考慮した実臨床からみた重症度分類（私見）

	軽症〜中等症（移行あり）		重症持続型
	間欠型	持続型	
症状発現	季節, 天候変動時, 感冒後	通年性	通年性
治　療	有症状期のみ	通年性	通年性
長期管理薬	ICS, ICS/LABA 配合剤, LAMA, LTRA テオフィリン薬 漢方薬	間欠型と同じ薬を増量	間欠型と同じ薬を増量 生物学的製剤 経口ステロイド薬 気管支サーモプラスティ
発作治療薬	SABA, SAMA	SABA, SAMA SMART 療法（ICS/LABA 配合剤）	SABA, SAMA
医　師	プライマリ・ケア主体	プライマリ・ケア, 専門医両方	専門医（病診連携必要）
患者比率	約 55%	約 40%	約 5%

　筆者は，大学病院の外来からプライマリ・ケアの立場で診るように変わってから，表1のような重症度分類より，表4のような重症度分類の方が現実的かと思うようになりました．

・軽症・中等症で喘息発作が間欠的にしか起こらず，そのときをしのげば数ヵ月以上はまったく発作がない　　→間欠型タイプ
・軽症・中等症で通年的に発作の起こる　→持続型タイプ

　上記のようなタイプを経験します．前者は，感染症，花粉症の悪化や気象の変化で発作が起こりやすく，後者では通年性抗原（ダニ，猫，犬，真菌など）や喫煙が原因で発作が起こっているという違いなのかもしれません．しかし，このどちらのタイプかを見極めるのには3年くらいの長期にわたる経過観察が必要と思います．

1)　軽症〜中等症間欠型

　感染などをきっかけに起こるので，発作・増悪予測がつかず，医療機関への定期通院でない時期でも ICS，ICS/LABA 配合剤，ICS＋LAMA 併用を常備しておくことを指導しています．感染や気温の突然の変化で喘息発作の徴

候が見られたらすぐに吸入薬を使用して小発作で収めるようにします.

2) 軽症～中等症持続型

通年性アレルゲンや喫煙により，発作がなくても常に気道炎症が持続しているため，吸入薬のアドヒアランス向上を徹底させることと禁煙を指導します．このタイプの患者さんは，吸入薬を中止すると，すぐに軽い症状が出現し，呼気中一酸化窒素濃度（FeNO）の上昇やピークフロー値が低下傾向を示しますので，毎日吸入を行わなければなりません．改善したら ICS/LABA 配合剤から ICS 中用量，さらに ICS 低用量と減量していきます.

✚ 処方例：軽症～中等症持続型

下記のいずれか1つを選択

① シムビコート®を用いた SMART 療法：朝夕各1～2吸入ずつ，増悪期には1吸入ずつ増量して，定期吸入と合わせて1日合計8吸入まで

② フルティフォーム®（ICS/LABA 配合）：1回1～2吸入，1日2回

③ レルベア® 100，200μg（ICS/LABA 配合）：1回1吸入，1日1回

④ アドエア® 100，250，500μg（ICS/LABA 配合）：1回1吸入，1日2回

⑤ パルミコート®（ICS）：1回1～2吸入，1日2回. **特に妊婦に最適**

⑥ フルタイド® 200μg＋スピリーバ® 2.5，1.25μg（ICS＋LAMA）：フルタイド® 1回1吸入を1日2回＋スピリーバ® 1回2吸入を1日1回

⑦ オルベスコ® 200μg＋スピリーバ® 2.5，1.25μg（ICS＋LAMA）：オルベスコ® 1回1吸入を1日1回＋スピリーバ® 1回2吸入を1日1回

⑧ キュバール® 100μg（ICS）：1日1～2吸入，1日2回

⑨ アズマネックス® 100，200μg（ICS）：1回1吸入，1日2回

⑩ フルタイド® 100，200μg（ICS）：1回1吸入，1日2回

3) 重症持続型

　常に喘息症状が出現しており，高用量の ICS や経口ステロイド薬，生物学的製剤などの投薬が必要です．これらの薬剤を中止すると喘息症状が再発し，呼吸機能検査や QOL 検査でもすぐに悪化します．

➕ 処方例：重症持続型

吸入薬・内服薬：下記のいずれか 1 つを選択

① アドエア® 500 µg（ICS/LABA 配合）：1 回 1 吸入，1 日 2 回
② シムビコート®（ICS/LABA 配合）：1 回 3〜4 吸入，1 日 2 回
③ フルティフォーム® 125/5 µg（ICS/LABA 配合）：1 回 3〜4 吸入，1 日 2 回
④ アドエア®エアゾール 250 µg（ICS/LABA 配合）：1 回 2 吸入，1 日 2 回
⑤ プレドニン®（ステロイド薬）：1 回 5〜10 mg，1 日 1 回朝内服

注射薬：下記のいずれか 1 つを選択

① ゾレア®〔成人〕：1 回 75〜600 mg 皮下注，4 週間ごと（血中 IgE 低値群）
　または 1 回 225〜600 mg 皮下注，2 週間ごと（血中 IgE 高値群）
② ヌーカラ®〔12 歳以上〕：1 回 100 mg 皮下注，4 週間ごと
③ ファセンラ®〔12 歳以上〕：1 回 30 mg 皮下注，最初の 3 ヵ月は 4 週ごと，その後は 8 週間ごと

🌀 豆知識　SMART 療法
**　　　　（symbicort maintenance and reliever therapy)について**

　多くの喘息吸入薬は，1 日 1 回または 2 回の定期吸入が定番ですが，シムビコート®のみ異なる使用方法が認められています．SMART 療法の "S" は本来は single haler から取っているかもしれませんが，本邦ではシムビコート®のみ適用となっている使用方法ですので，あえて symbicort の頭文字を採用しました．

SMART療法はシムビコート®1本で，喘息長期管理薬と頓用薬の両方を兼ねるというものです．他の吸入薬，例えばレルベア®ですと長期管理薬として1日1回吸入し，発作時には頓用薬としてSABAを1回2吸入して発作をしのぎます．一方，シムビコート®の場合，朝夕定期的に吸入し，発作時にはSABAの代わりに同じシムビコート®を追加吸入することができます．軽症〜中等症持続型に適応があり，重症持続型は適応になっていません．以下の2つの用量があります．

① シムビコート®朝夕1吸入ずつ定期吸入し，喘息症状が悪化した場合には1吸入ずつ追加吸入，6回まで追加可（1日最大12吸入が限度）
⇒軽症持続型喘息に

② シムビコート®朝夕2吸入ずつ定期吸入し，喘息症状が悪化した場合には1〜2吸入ずつ追加吸入，4〜6回まで追加可（1日最大12吸入が限度）
⇒中等症持続型喘息に

このようにシムビコート®が使用できる理由は，ICSとして入っているブデソニドに用量依存性があることと，LABAとして入っているホルモテロールは即効性も持つLABAであることによります．図1に喘息発作で入院するまでの吸入薬の総吸入量を比較した試験の結果を示します[2]．上段のSMART療法では，定期的な1日4回の吸入以外に追加吸入により1日の吸入数は増えていますが，上限の12回以下に収まっています．しかし，下段のような定期吸入を変更しない従来の吸入法では，発作吸入薬の追加吸入が1日16回以上に膨れ上がりSABAの副作用が出やすい状況になります．この差は，SMART療法では気管支拡張薬と同時にICSも同時に吸入しているため気道炎症も同時に抑制された結果，余計な気管支拡張薬を吸入しなくてすんだということになります．

第3章　吸入薬の効率的な使い分け・減らし方

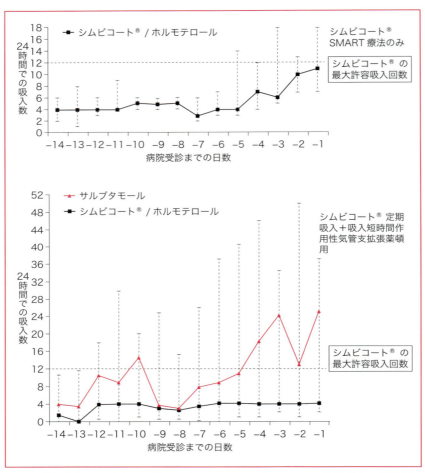

図1 重症喘息で入院までに使用したICS/LABAとSABAの使用頻度の経過図
本研究で使用しているpMDIは本邦では未発売.
(Patel M, et al：The use of β_2-agonist therapy before hospital attendance for severe asthma exacerbations：a post-hoc analysis. Prim Care Respir Med **25**：14099, 2015 より作成)

COPD・ACOの長期管理の考え方

　COPDの治療の目標は，進行する労作時の呼吸困難など自覚症状と呼吸機能低下を食い止めるために，禁煙の実施と急性増悪を予防することです．治

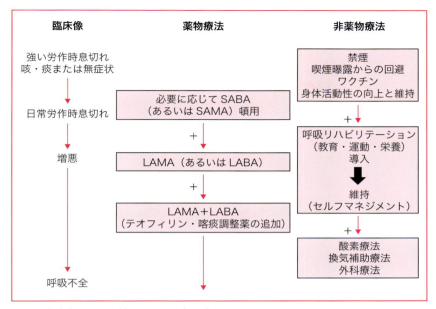

図2 安定期COPD管理のアルゴリズム
●COPD患者は症状を過小評価しがちなので詳細な聴取が重要.
●喘息合併（ACO）患者を見逃さないため，観察および検査を考慮することが常に必要である.
●ACO患者であれば，気管支拡張薬に加えてICSを投与する.
（日本呼吸器学会：COPD（慢性閉塞性肺疾患）診断と治療のためのガイドライン2018（第5版），メディカルレビュー社，東京，p4，2018より許諾を得て転載）

療の原則は『COPD（慢性閉塞性肺疾患）診断と治療のためのガイドライン2018（第5版）』に示された安定期COPDの管理のアルゴリズム（**図2**）が分かりやすいと思います．これまでの傾向として欧米ではICS/LABA配合剤が多く使用されていましたが，本邦ではLAMAやLAMA/LABA配合剤が多く使用されてきました．ガイドライン第5版でも，**エビデンスのあるLAMAが治療の主体となり，LABA単独での使用はLAMAによる副作用のため使用できない場合とし，第一選択はLAMAを用いて，効果不十分の場合にはLAMA/LABA配合剤に変更するか，テオフィリン薬を用いる**原則を崩していません．ガイドライン第5版の安定期COPDの重症度に応じた管理を**図3**に示します．

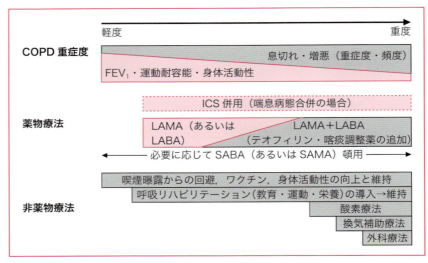

図3　安定期COPDの重症度に応じた管理
- COPDの重症度はFEV₁の低下程度（病期）のみならず運動耐容能や身体活動性の障害程度，さらに息切れの強度や増悪の頻度と重症度を加算し総合的に判断する．
- 通常，COPDが重症化するにしたがいFEV₁・運動耐容能・身体活動性が低下し，息切れの増加，増悪の頻回化を認めるがFEV₁と他の因子の程度に乖離がみられる場合は，心疾患などの併存症の存在に注意を要する．
- 治療は，薬物療法と非薬物療法を行う．薬物療法では，単剤で不十分な場合は，LAMA，LABA併用（LAMA/LABA配合薬の使用も可）とする．
- 喘息病態の合併が考えられる場合はICSを併用するが，LABA/ICS配合薬も可．

（日本呼吸器学会：COPD（慢性閉塞性肺疾患）診断と治療のためのガイドライン2018（第5版），メディカルビュー社，東京，p4, 2018より許諾を得て転載）

　ACOの多くは，COPDに好酸球の関与する喘息を合併していることから，LAMA/LABA配合剤にICSを加えることを考慮し，LAMA/LABA配合剤＋ICSやICS/LABA配合剤＋LAMAを投与します．しかし，**ここで気をつけなければならないことは，感染症によるCOPDの増悪と喘息発作の違いであり，好酸球の関与しない増悪が多いCOPDに対するICSの追加は，感染を悪化させたり効果がないことから避けるべき**と思われます．図4に，欧州からのCOPDの治療の報告[3]を参考にして，スパイロメトリーの一秒量（FEV1）と症状をもとにした実践的なCOPD・ACO治療薬選択フローチャートを示してみました．

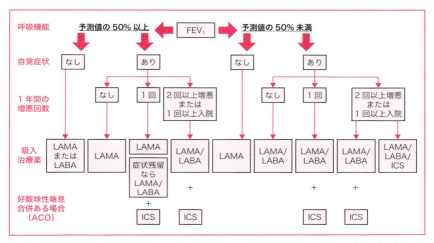

図4 呼吸機能と増悪頻度から見た COPD・ACO 長期管理のアルゴリズム（私見）
(Ninane V, et al：Inhaled treatment of COPD：a Delphi consensus statement. Int J Chron Obstruct Pulmon Dis **12**：793-801, 2017 をもとに作成)

✚ COPD での処方例

- ● 1日1回：下記のいずれか一つを選択
  ① スピリーバ®レスピマット®（LAMA）：1回2噴霧
  ② スピオルト®レスピマット®（LAMA/LABA 配合剤）：1回2噴霧
  ③ ウルティブロ®（LAMA/LABA 配合剤）：1回1カプセル吸入
  ④ アノーロ®（LAMA/LABA 配合剤）：1回1吸入
  ⑤ オンブレス®（LABA）：1回1カプセル吸入
- ● 1日2回：下記のいずれか一つを選択
  ① シムビコート®（ICS/LABA 配合剤）：1回2吸入
  ② アドエア®（ICS/LABA 配合剤）：アドエア® 250 ディスカスでは1回1吸入，またはアドエア® 125 エアゾールでは1回2吸入
  ③ エクリラ®（LAMA）：1回1吸入
  ④ オーキシス®（LABA）：1回1吸入

✚ ACO での処方例

● **1 日 1 回吸入**：下記のいずれか一つを選択
① スピオルト®レスピマット®＋オルベスコ® 200 µg（LAMA/LABA 配合剤＋ICS）：ソフトミスト製剤と超微粒子 pMDI（加圧式定量噴霧吸入）製剤の組み合わせで末梢気道まで薬剤が到達する.
② ウルティブロ®＋アズマネックス® 200 µg（LAMA/LABA 配合剤＋ICS）：ともに DPI（ドライパウダー定量吸入）製剤で，アズマネックス®は本邦では 1 日 2 回投与となっているが，米国では同じ製剤で 1 日 1 回となっている.
③ アノーロ®＋アニュイティ®（LAMA/LABA 配合剤＋ICS）［またはレルベア® 100 µg ＋エンクラッセ®（ICS/LABA 配合剤＋LAMA）：これと同じ組み合わせの 3 剤の配合剤（LAMA/LABA/ICS）が 1 日 1 回吸入（承認ずみ）.
④ スピリーバ®レスピマット®＋オンブレス®＋アズマネックス® 200 µg（LAMA＋LABA＋ICS）：3 剤使用のため煩雑.

● **1 日 2 回吸入**：下記のいずれか一つを選択
① シムビコート®＋エクリラ®（ICS/LABA 配合剤＋LAMA）：シムビコート®は朝夕 2 吸入でエクリラ®は朝夕 1 吸入
② 新しい pMDI 吸入器を使用した 1 日 2 回吸入する 3 剤の配合剤 LAMA/LABA/ICS が承認申請中.
③ エクリラ®＋フルティフォーム®（LAMA＋ICS/LABA 配合剤）：DPI 製剤と pMDI 製剤の組み合わせ.

● **1 日 1 回と 1 日 2 回の組み合わせ**：下記のいずれか一つを選択
① スピリーバ®レスピマット®＋シムビコート®（LAMA＋ICS/LABA 配合剤）：1 日 1 回のスピリーバ®レスピマット®と 1 日 2 回のシムビコート®
② スピリーバ®レスピマット®＋アドエア®（LAMA＋ICS/LABA 配合剤）：1 日 1 回のスピリーバ®と 1 日 2 回のアドエア®
③ ウルティブロ®＋キュバール®（LAMA/LABA 配合剤＋ICS）：1 日 1 回のウルティブロ®と 1 日 2 回のキュバール®
④ スピオルト®レスピマット®＋キュバール®（LAMA/LABA 配合剤＋ICS）：1 日 1 回のスピオルト®レスピマット®と 1 日 2 回のキュバール®

B | 不安定なら 1 日 2 回の吸入薬

💧 基本のエッセンス

- 1 日の中で症状が変動しやすい環境にいる喘息患者にはシムビコート®SMART 療法を行う.
- COPD における症状悪化の時間帯は，労作時のみでなく，朝起床時と夜間にもある.

📷 治療のポイント

- 喘息では 1 日 2 回で吸入回数を調節できる ICS/LABA 配合剤（フルティフォーム®，シムビコート®），ICS（パルミコート®，キュバール®，アズマネックス®，オルベスコ®）の方が症状に合わせて調節しやすい.
- 昼間に喘息発作が起こりやすい場合には，例えば，
  ① ICS/LABA 配合剤を朝に 1 吸入，夕方に ICS を 1 吸入
  ② ICS/LABA 配合剤を朝に 2 吸入，夕方に 1 吸入
- 夜間〜早朝に喘息が悪化する場合には，例えば，
  朝に ICS を 1 吸入，夕方に ICS/LABA 配合剤を 1 吸入
- COPD では 1 日 2 回の LAMA にはエクリラ®，LABA にはオーキシス®，ICS/LABA 配合剤にはシムビコート®，アドエア®250 ディスカス，アドエア®125 エアゾールを選択する.

① 喘息で短時間に症状変化のある場合は SMART 療法

　気管支喘息患者でも 1 日の間で，短時間で症状が変化する症例は少なくありません．喘息治療の最終的治療目標の一つは，健常者と同じ生活の質が得られることですが，環境の変化で喘息症状が変動する場合があります．**短時間で症状が変化する症例には，シムビコート®SMART 療法が適している**と

思います（☞ p84 参照）．そのほか，喘息に用いられる1日2回の吸入薬については，巻頭の ICS，ICS/LABA 配合剤の欄をご参照ください．

短時間で症状が変化した具体例を見てみましょう．

 症例1　喘息症状が変動するパート職員（35歳，女性）

　小児期に喘息でしたが，中学生時以降，発作はほとんどなく，24歳頃から感冒のたびに長引く咳があり，咳喘息として短期間治療を受けたこともありました．結婚，出産後，29歳頃から，ストレスやホコリっぽいところで咳嗽や喘鳴が軽度に出るようになり，近医で1日1回の ICS/LABA 配合剤を投与され，まずまずのコントロールでした．ダニとホコリに対する特異的 IgE 抗体は陽性でした．

　生活費と子供の習い事の月謝を稼ぐため，朝は6時頃に起床し，パートに出るようになりました．家はフローリングでダニやホコリの少ない良い環境でしたが，パート先のデパートに出かけると咳嗽と鼻水が出て息苦しく感じていました．札幌では秋から冬にかけては氷点下0℃前後になるため，気道冷却が起こっていたものと思います．勤務先では連日ではありませんが，衣料品を倉庫で出し入れするときなど，咳嗽，鼻水，息苦しさが出ていました．夕方に帰宅後，夕食の用意をして子供を寝かせた後に，コンビニエンスストアのパートを2～3時間ほどこなし，帰宅時寒い空気を吸っての軽度の喘息発作がありました．

このように1日の間の環境の変化によって喘息症状が変化する場合には，2つの対応が考えられます．

① ICS がより高用量の治療薬（アドエア®500 ディスカス，またはシムビコート®を 1 回 4 吸入 1 日 2 回，またはフルティフォーム®125 を 1 回 4 吸入 1 日 2 回）を定期的に吸入する．

② シムビコート®SMART 療法で朝夕 2 吸入ずつ行った上で，朝出勤前に 1 吸入，デパートでの倉庫での仕事のある前に 1 吸入，寒い日のコンビニエンスストアからの帰宅前に 1 吸入追加吸入する．

この 2 つのどちらとも，おそらく喘息症状は安定してくると思いますが，①では ICS の量が over dose になってしまい，副作用が出てくる可能性が高まり，なんといっても薬剤費がかさみパートに出る意味がなくなってしまいます．②でもまだ薬剤費が高くつきますので，パート先や勤務時間の変更などを行い，シムビコート®SMART 療法で朝夕各 1 吸入のレベルになるように環境を整えるように指導します．

職場で喘息が悪化する場合（☞ p144 参照）は，その前に吸入薬を少し強くするという現実的な方法をプライマリ・ケアでは行います．その場合には，1 日 2 回の吸入薬だと調節しやすいでしょう．上記の症例で考えると，昼勤務先での咳嗽が出やすい場合には，

① 出勤日はフルティフォーム®朝 3 吸入，夕 2 吸入にして，休日は朝 2 吸入，夕 2 吸入に戻す．

② 出勤日はシムビコート®朝 1 吸入，パルミコート®200 μg 夕 1 吸入，休日にはパルミコート®朝 1 吸入，夕 1 吸入に戻す．

となります．

② COPD，ACO

COPD の場合には比較的症状が安定している場合が多く，1 日 1 回 24 時間効果のある薬剤で対応できますが，労作時のみでなく，朝起床時と夜間にも呼吸困難が出現する場合があります．この場合には 1 日 2 回の吸入薬が便利です．

第 3 章　吸入薬の効率的な使い分け・減らし方　93

LAMAではエクリラ®，LABAではオーキシス®，ICS/LABA配合剤ではシムビコート®，アドエア®250ディスカス，アドエア®125エアゾールが保険適用になっています．さらに**1日2回のLAMA/LABA/ICSの3剤配合剤**が承認申請中で，この3剤配合剤の使用については実臨床的なコメントはまだできません．しかし，**ACOではICS/LABA配合剤またはLAMA吸入を行い，それでもコントロールの悪いACOでは3剤配合剤の使用を検討**します．この3剤併用で注意が必要なのは，ICSでは口内炎，食道カンジダ，嗄声，LAMAでは閉塞隅角緑内障，口喝，狭窄を伴う前立腺肥大，LABAでは動悸，振戦，こむら返りといった副作用です．これらの副作用によって投薬が中止になることもしばしば経験しますので，その発現を注意深く観察する必要があります．また，**1日2回投与の内服薬にはテオドール®**があります．COPDに用いる吸入薬も巻頭にまとめています．

➕ COPD，ACOで使用可能な1日2回の薬剤の処方例

① エクリラ®（LAMA）朝1吸入，夕1吸入＋オーキシス®（LABA）朝1吸入，夕1吸入
② シムビコート®（ICS/LABA配合剤）朝2吸入，夕2吸入
③ アドエア®250ディスカス（ICS/LABA配合剤）朝1吸入，夕1吸入

C | 安定しているなら1日1回の吸入薬 ～ステップダウンを考慮する～

🌡 基本のエッセンス

- 1日1回の吸入薬だからといって決してアドヒアランスが良いわけではない.

💼 治療のポイント

- 喘息治療において, ICS/LABA配合剤ではレルベア®, ICSではオルベスコ®, アニュイティ®, アズマネックス®を選ぶ.
- COPD治療において, LAMAではスピリーバ®, エンクラッセ®, LAMA/LABA配合剤ではスピオルト®, ウルティブロ®, アノーロ®を選ぶ.
- LAMA/LABA/ICS配合剤は, COPDの保険適用を目指して治験中.
- 投与時間帯は女性では夕1回, 男性では朝1回の方が喜ばれる.

① 喘息吸入薬のステップダウン

　すでに述べた通り, 喘息では症状が安定してきたら, 薬剤のステップダウンを考えます. 発作後の喘息治療のほとんどは1日2回の吸入薬で, 喘息が安定してきてから1日1回にすることが多いです. ガイドラインでは各薬剤間の比較は行っていませんが, **症状が安定している症例に1日1回の吸入薬を処方する**と良いかと思います.

　具体的には, 嗄声や口内炎の起こりやすい症例の場合はレルベア®やアニュイティ®よりも, pMDI（加圧式定量噴霧吸入）ではオルベスコ® 200 μg または100 μgに, DPI（ドライパウダー定量吸入）ではアズマネックス® 200 μg または100 μgにすると副作用が少なく経過します. なお, アズマ

第3章　吸入薬の効率的な使い分け・減らし方　95

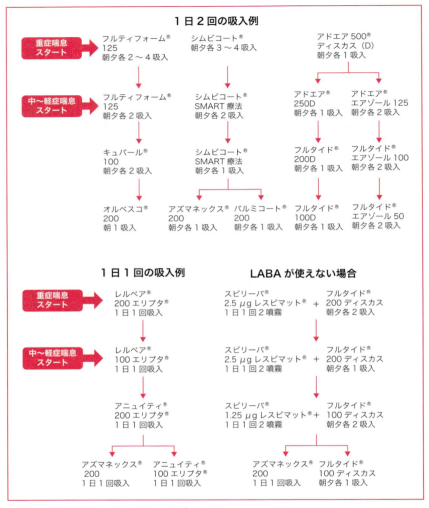

図5 成人喘息吸入薬のステップダウン例

ネックス®は本邦では1日2回の投与方法が保険適用になっていますが、米国ではまったく同じ製剤で1日1回ということになっているため、筆者はアズマネックス®を1日2回で使用したり1日1回で使用することもしています。1日1回の吸入薬の登場で、図5に示すように様々なステップダウンの方法が選択できるようになります。また、**頻度の多い、軽症の咳喘息の場合**

には最初からレルベア®で十分対応できることもあります．

　さて，1日1回の吸入や内服の場合，患者さんのライフスタイルに合わせて朝，昼，夕，寝る前のいずれの時間帯にしても効果はあまり変わりありません．しかし，これまでの経験では，投与時間帯は**女性の場合は朝が多忙であることが多く，夕1回の方が喜ばれ**，反対に男性の場合は**夕方に仕事の付き合いなどがあり忘れることが多いので，朝1回の方がアドヒアランスが良い**ようです．ただ，アンケート調査によると1日1回の吸入で，安価であることが望まれているようですが，1日1回の投与によりアドヒアランスが上昇しているかというと必ずしもそうではないようです．

COPD吸入薬にはステップダウンの考え方はあるのか？

　COPDでは喘息と異なり，1日1回の吸入薬が主流です．本邦では，その中でもLAMAであるスピリーバ®が，長期間使用による呼吸機能低下や急性増悪の減少などのエビデンスが揃っています．本邦での『COPD診断と治療のためのガイドライン2018（第5版）』でも，LAMAを先に単独投与して，効果不十分だったらLABAを追加するかLAMA/LABA配合剤に変更するようにしています．COPDではステップアップが主流で，ステップダウンは一時的にできても長期的には難しいと思います．

D | 吸入薬はいつまで続ける？ ステップダウンと使い分けは？〜各吸入薬の特徴を踏まえて〜

基本のエッセンス

- 成人発症の持続型喘息では，一時的に吸入薬のステップダウンはできても，完全に中止することは難しい．
- ペット喘息など明らかに除去可能な原因による特殊な喘息では，環境整備後に中止できる．
- 間欠型喘息では長期管理薬は中止することができるが，感冒や原因物質の吸入による再発が多いので，いつでも再開できるように吸入薬を持たせておく．
- COPD と診断されたときには，気管支拡張薬吸入後の一秒率（$FEV_{1.0}$%）が 70%未満であるため，吸入薬は一生継続する．
- ACO では吸入薬による改善は大きいが，発作・増悪が多く吸入薬を中止することは難しく一生継続する．

治療のポイント

- 各吸入薬にはガイドラインに載っていない使い分けがある．

① いつまで吸入薬の継続が必要か？

　いつまで吸入薬を継続しなければならないのか？ 喘息も COPD も ACO も，そもそも慢性の気道炎症であり，長期の治療が必要であることは間違いありません．ここで問題となるのは，発症してどのくらいから治療を開始したか，原因の確定と除去はできているのか，という点です．それらによって状況が大きく異なります．筆者の経験と，過去の論文から以下のことが言えると思います．

① 喘息は発症してから早期（2年以内）に治療開始するとICSは相当減量できるが，喘息発症の正確な時期は後になってから分かることが多く，早期治療は難しい．

② 気道感染または刺激物質を吸入したことによる一過性の気道過敏性亢進を，医師が喘息と間違って診断することがあり，この場合，ICS治療の中止が可能であった．

③ 間欠型喘息では一時的に症状が消失する場合があるが，季節の変わり目，ウイルスによる上気道感染時にはすぐに悪化するので，いつでも再開できるようにICSやICS/LABA配合剤を持たせておく必要がある．

④ ペット飼育に関連する喘息は，生活環境からペットがいなくなればICS治療を中止できるが，同時にハウスダストやダニに感作されている場合も多く，その場合にはなかなか中止できない．

⑤ COPDは診断された時点でFEV$_{1.0}$％が70％未満であるため，気管支・肺胞の病気がすでに進行しており，この時点からのLAMA・LABA治療では実は手遅れで，一生吸入薬が手離せない．

⑥ COPD前段階の呼吸機能の状態で，完全禁煙を行いLAMA，LABAを吸入すればCOPDへの進行を止められるかについては，患者さんの自覚症状が乏しく吸入治療継続の協力が得にくいこと，老化による呼吸機能低下もあることから，不明である．

⑦ ACOは，喘息発作によりCOPDの中で呼吸機能低下率が最も高く，予後の悪い一群であり，吸入治療はステップアップが必要となる．

　　つまり，簡潔にまとめると，

・COPDでは吸入治療をステップダウンはできるかもしれないが中止は不可能
・ACOでは逆にステップアップが必要な場合がある
・喘息ではステップダウン可能で一時的に中止できる症例がある

というのが筆者の結論です．

第3章　吸入薬の効率的な使い分け・減らし方

表5 GINA2018 ガイドラインにおける，喘息診断の確認に役立てるための長期管理薬のステップダウン法

1. 評　価

・患者の喘息コントロールと肺機能の現状を記録する．喘息増悪のリスク因子を保有している場合は，綿密な管理を行わずに治療をステップダウンしないこと．
・適切な時期を選択する（例；気道感染がない，旅行中でない，妊娠中でない）．
・症状が悪化した場合にそれをどう認識し，どのように対応するかを患者が理解できるよう，書面による喘息アクションプランを作成する．喘息が悪化した場合に以前の用量での投与を再開できるよう，十分量の薬剤を確保しておく．

2. 調　整

・ICS の 25〜50%減量法，あるいは追加の長期管理薬（LABA，ロイコトリエン受容体拮抗薬）を使用しているのであればその中止法を，患者に指導する．
・2〜4 週間以内に評価のための受診を予定する．

3. 治療効果の判定

・2〜4 週間以内に喘息コントロールの評価と肺機能の検査を行う．
・ステップダウン後に症状が増加し，可逆性の気流制限（variable airflow limitation）が確認された場合は，喘息の診断が確認される．長期管理薬の用量を，以前の最小有効量に戻すこと．
・低用量の長期管理薬へのステップダウン後に症状が悪化せず，可逆性の気流制限を示す根拠がない場合は，長期管理薬を中止し，2〜3 週後に喘息コントロールの評価と肺機能検査を行うことを考える．ただし，少なくとも 12 ヵ月間は経過を観察すること．

（Global Strategy for asthma：2018 GINA Report, Global Strategy for Asthma Management and Prevention より作成）

　成人喘息でのステップダウンの具体的方法はすでに **図 5** に示しましたが，後述するように ICS/LABA 配合剤にはそれぞれの特徴があり，初診時は症状が不安定ですので，**1 日 2 回の吸入薬で治療を開始し，安定したら 1 日 1 回の吸入にするのが大きな流れ**です．しかし，ステップダウンするタイミングが問題です．国際的なガイドライン GINA2018[4] では，**表 5**，**表 6** に示したように，ICS を含む長期管理薬をどのような基準で減量するかについて具体的な指針をまとめています．しかし実際は，喘息でのステップダウンの目安が難しいことにすぐに気がつきます．その難しい最大の理由は，**"生活環境" を変えられないことが多い**ためです．

表6 良好な喘息コントロールを達成後のステップダウンの選択肢

喘息治療のステップダウンの一般原則

・喘息症状が十分にコントロールされ，肺機能が3ヵ月以上安定している場合は，治療のステップダウンを考慮する（エビデンスD）．増悪のリスク因子を保有している場合，あるいは非可逆性の気流制限（fixed airflow limitation）を有する場合は，綿密な観察を行わずにステップダウンしないこと．
・適切な時期を選択（呼吸器感染がない，旅行中でない，妊娠中でない）．
・治療のトライアルとして各ステップを行ってみる．プロセスに患者も参加させる；患者の喘息の状態を記録する（症状コントロール，肺機能，リスク因子）；明確な指示を与える；書面によるアクションプランを提供し，必要な場合は以前の用量を再開できるよう十分な薬剤を確保しておく；症状かつ／または PEF をモニターする；経過観察のための受診を予定する（エビデンスD）．
・ほとんどの患者にとって，3ヵ月ごとの ICS 用量の25〜50% の減量は実行可能であり，安全である（エビデンスA）．

現在のステップ	現在の治療薬と用量	ステップダウンの選択肢	エビデンス
ステップ5	高用量 ICS/LABA＋OCS	・高用量 ICS/LABA を継続し，OCS を減量する	D
		・喀痰検査結果を指標として OCS を減量する	B
		・OCS の隔日投与	D
		・OCS を高用量 ICS に切り替える	D
	高用量 ICS/LABA＋その他の追加薬	・専門家のアドバイスを受ける	D
ステップ4	中〜高用量 ICS/LABA による維持治療	・使用可能な製剤を用いて ICS を50% 減量することにより，ICS/LABA の併用を継続する	B
	中用量 ICS/ホルモテロール*による維持治療および発作治療	・LABA を中止すると悪化する可能性がある	A
		・ICS/ホルモテロール*による維持治療を低用量に減量し，発作治療薬としての低用量 ICS/ホルモテロール*の頓用吸入を継続する	D
	高用量 ICS＋別の長期管理薬	・ICS の用量を50% 減量し，別の長期管理薬を継続する	B
ステップ3	低用量 ICS/LABA による維持療法	・ICS/LABA を1日1回に減量する	D
		・LABA を中止すると悪化する可能性がある	A
	低用量 ICS/ホルモテロール*による維持治療および発作治療	・維持治療薬としての ICS/ホルモテロール*を1日1回投与に減量し，発作治療薬としての低用量 ICS/ホルモテロール*の頓用吸入を継続する	C
	中〜高用量 ICS	・ICS の用量を50% 減量する	A
ステップ2	低用量 ICS	・1日1回投与（ブデソニド，シクレソニド，モメタゾン）	A
		・LTRA を追加することにより ICS の用量を減量することができる	B
		・SABA 併用の ICS 頓用吸入へのステップダウンに関するエビデンスは不十分である	-
	低用量 ICS または LTRA	・症状が6〜12ヵ月間見られず，リスク因子を保有していなければ，長期管理薬の中止を考慮する．喘息アクションプランを提供し，綿密に観察する	D
		・成人における ICS の完全中止は，増悪のリスクを高めるため，勧められない	A

PEF：ピークフロー，OCS：経口ステロイド薬
*ICS/ホルモテロールによる維持治療および発作治療では，低用量ブデソニド/ホルモテロールまたはベクロメタゾン/ホルモテロールが処方される．
（Global Strategy for asthma：2018 GINA Report, Global Strategy for Asthma Management and Prevention より作成）

第3章　吸入薬の効率的な使い分け・減らし方　101

② 喘息・COPD 治療目標達成のために

喘息治療の目標は，「最小限の薬剤でコントロール良好な状態を維持する」ですが，さらに「より安価で，吸入薬はなるべく1日1回，通院間隔を長くする」ことも必要です．COPD での目標は「呼吸困難，息切れを少なくすること，年次的な呼吸機能低下を抑制する」です．それにはガイドラインには記載されていない各吸入薬の特徴を知って[5]，個別治療に対応しなければなりません．しかし，各吸入薬使用のコツについては，すべての吸入薬を多くの患者さんに使って初めて分かるものです．巻頭の一覧に，各吸入器の製剤の分類も整理しています．吸入器の特徴から見ると，一般的に下記の利点と欠点が見られます．

---

pMDI（pressurized meter-dose inhaler，加圧式定量噴霧吸入器）

【利点】
・嗄声などの局所副作用が少ない．
・押すだけで操作が簡単．
・粒子径が細かいので気道狭窄部より奥にも到達しやすい．

【欠点】
・高齢者などで噴霧と吸気のタイミングが難しく，スペーサーを使用しなければならないことが多い．
・残量が分かりにくい．
・アルコール臭がする．

DPI（dry-powder inhaler，ドライパウダー定量吸入器）

【利点】
・噴霧と吸気のタイミングについて心配がなく，高齢者にも使いやすい．

【欠点】
・嗄声，咽頭違和感などの局所副作用が多い．
・気道狭窄部より末梢に薬剤が到着しづらい．

また以降に，薬剤ごとに筆者の私見を述べますので参考にしていただければ幸いです．

a　ICS/LABA 配合剤

1)　シムビコート®

軽症〜中等症ではSMART療法つまり朝夕各1〜2吸入ずつ，増悪期には1吸入ずつ増量して，定期吸入と合わせて1日合計8〜12吸入します（☞ p84参照）．この吸入薬は即効性があり，重症度に応じて量を変更でき（重症では朝夕4吸入ずつ固定吸入），SABAを持ち歩かなくても，これ1本で長期管理薬でも頓用薬としても使えます．欠点は値段が高いことです．しかし朝夕各1吸入ずつのSMART療法では他のICS/LAMA配合剤と同じくらいの価格です．また，30吸入製剤は安く，60吸入製剤は長期間持ちますので方法を工夫して使用しています．

ステップダウン時には同じ吸入器であるパルミコート®200 µgに変更，さらに1日1回吸入まで減量します．重症例では朝夕4吸入ずつと回数が多く，面倒と感じている患者さんもいます．

2)　フルティフォーム®

シムビコート®のpMDI版ですが，SMART療法の保険適用がないところが相違点です．噴霧と吸気のタイミングが合わせづらい一部の高齢者や一秒量（FEV1）が1Lを切る患者さんではスペーサーをつけますが，95％以上の症例では直接吸入してもらっています．無料で配られている吸入補助器（フルプッシュ®）を使用し，わずかな力でも吸入することができます．吸入するのに力がいるのは，旅行などでボストンバッグに入れて持ち歩くときに，誤噴射しないように固くしてあるためです．

他のICA/LABA配合剤がDPI製剤であるのに対して，フルティフォーム®はpMDI製剤のため粒子径が細かいものが含まれていますので，肺の奥の末梢気道まで薬剤が到達できます．最強のステロイド薬であるフルチカゾ

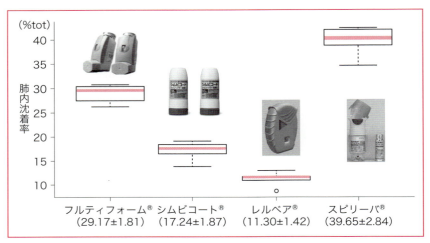

図6 各吸入器（LABA，LAMA）における粒子の沈着状況
(Iwanaga T, et al：Aerosol deposition of inhaled corticosteroids/Long-acting β_2-agonists in the peripheral airways of patients with asthma using functional respiratory imaging, a novel imaging technology. Pulm Ther **3**：219-231, 2017 より作成）

ンと即効性のある LABA であるホルモテロールの良いとこ取りをした吸入薬として作られました．しかし，吸入器の残薬のカウンターの数字が見づらいのが欠点です．

　ステップダウンは同じ pMDI 製剤であるキュバール®100，オルベスコ® 200 μg に変えることが多いです．重症例では朝夕4吸入ずつと回数が多く，面倒と感じている患者さんもいます．FRI での肺内沈着率（図6）は，喘息治療で頻用される3つの吸入器との比較で，最も良い結果でした[6]．

豆知識 Functional Respiratory Imaging（FRI）

　FRI は，患者 CT 画像と薬剤特性のコンピューター解析を用いた新技術です．FRI による各肺葉への空気の流れと，SPECT/CT による各肺葉へ放射レベル分布率とがよく類似していることから，非侵襲的な薬剤の肺内分布評価に用いられるようになりました．

3) アドエア®500ディスカス

比較的吸入粒子が大きく，1日2回で1吸入ずつであり，シムビコート®やフルティフォーム®の最大量に匹敵するかそれ以上の効果を示し，即効性があります．しかし，嗄声や口腔内カンジダの発生も多く，長期に使用すると副腎皮質機能の低下を起こします．また，最も高価な薬剤です．

胸骨のあたりで最もwheezesが強く聞かれ，中枢気道病変が主体と思われる発作時患者，難治性の慢性咳嗽（特に鼻炎による咽喉頭炎合併患者）には最強の効果を示します．

ステップダウンではアドエア®250，フルタイド®200またはレルベア®200，フルタイド®100またはレルベア®100へと変更しています．

4) レルベア®100，200

1回1吸入のICS/LABA配合剤で，咳喘息や比較的安定した喘息患者には最適です．エリプタ®という吸入器の操作も簡単で，残薬のカウンターの数字が大きくて見やすいのがポイントです．

しかし，嗄声が多く，症状が変化したときの対応がSABAということとなり，ICSとともに増量しづらいのが欠点です．そのため，比較的安定した症例に使います．

ステップダウンはレルベア®200，レルベア®100，アニュイティ®200 μg，アニュイティ®100 μgの順でしょうか．

5) アドエア®エアゾール

pMDI製剤であり，吸入器からの噴射の勢い（インパクトフォース）が強いため，直接吸入するとほとんどの薬剤が咽頭後壁にぶち当たりますので，**必ずエアロチャンバー®などのスペーサーが必要**です．効果はとても良く，エタノール臭がなくて良いのですが，高価なこと，スペーサー装着が煩わしいことから，あまり患者さんには人気がありませんが，有用です．

より末梢気道に到達しますので，効果は同量のアドエア®ディスカスよりも上と思います．

ステップダウンはアドエア®250エアゾール，アドエア®125エアゾール，フルタイド®100エアゾール，フルタイド®50エアゾールまたはキュバール®100，オルベスコ200の順でしょうか．フルタイド®エアゾールはキュバール®やオルベスコ®と異なり，アルコール臭がないのが特徴で，握力のない患者さんにはヘラーエイドという吸入補助器があります．

b ICS

1) アズマネックス®200μg

DPI製剤で，日本では1日2回の保険適用ですが，米国では同じ製剤を1日1回で使用しており，効果は弱いながらも24時間効果があるものと理解しています．口腔内の副作用が最も少ないDPI製剤だと思います．喘息持ちの医師の患者さんではこの吸入薬を使っていることが多い印象です．

吸入器を縦にしたまま，ふたを回すと自動的に薬が充填されカウンターが60から1つずつ減ります．間違って続けて回転すると薬は破棄されカウンターが進み，損します．60回終了時には，ロックアウト機能がついているため，空吸入（薬剤がなくなっているままの吸入）の心配はありません．

ステップダウンの最終段階に頻用しています．

2) キュバール®100

超微粒子のpMDI製剤で，1日2回で末梢気道から一部肺胞まで到達します．DPI製剤のみで治療していた患者さんで，息切れが取れないなどの末梢気道病変が残っている症例から変更，または追加することが多いです．

アドエア®500ディスカス＋キュバール®100の2剤併用も結構効果があります．インパクトフォースが弱いためスペーサーは必要ありませんが，噴霧と吸入のタイミングの取れない患者さんにはスペーサーを使用します．アルコール臭があり，残量計（キュバール®量スケール；量スケくん®）が無料で手に入ります．

最近，この吸入薬を用いた鼻呼出という方法で，アレルギー性鼻炎・好酸球性副鼻腔炎が改善するという発表があり[7]，見直されてきた吸入薬です．スペーサーをつけて吸入して3〜5秒間息止めした後，3秒かけて鼻から呼出すると，その中に結構な量の薬が残存し，鼻腔内面と後ろ向きについている副鼻腔の開口部から薬剤が入っていくという理論です．これ以外に，超微粒子であるため肺胞から血液に入りわずかですがステロイド薬が全身に分布し，その一部が鼻腔・副鼻腔にも到達するために改善しているとも考えられます．かなり昔になりますが，喘息の治療をキュバール®からフルタイド®ディスカスに変更したところ，合併していた鼻炎が悪化し，キュバール®1剤ですんでいたものが，フルタイド®ディスカス＋鼻炎治療薬になったことを思い出します．

3）　オルベスコ®200

1日1回の超微粒子のpMDI製剤です．プロドラッグで，病変局所の酵素で初めて活性のあるステロイドに変換されて効果が出ます．

末梢気道病変に特に効果を示し，嗄声，口腔カンジダなどの副作用が最も少なく，その分効果がやや弱く，喘息治療のステップダウン後の最終段階で行きつく薬剤でもあります．アルコール臭があり，残量が分かりづらいですが，無料でオルベスコ®残量計（ピヨスケ®）が配られています．握力の弱い人用の吸入補助器（オルベスコ®吸入補助器：グリッパー®）もあります．

重症喘息でアドエア®500ディスカス（1日2回）と併用，ACOでスピオルト®（1日1回）またはスピリーバ®（1日1回）と併用で用いると，重症喘息とACOの末梢気道病変を治療するのに最適です．最近，英国から従来のICS治療下に好酸球性炎症が残存する患者さんにおいて，オルベスコ®の上乗せ抗炎症効果が報告されました[8]．

c LAMA/LABA 配合剤

1) スピオルト®レスピマット®

1日1回の LAMA/LABA 配合剤で，ドイツが誇るバネの力を利用した吸入器（レスピマット®）を用いたソフトミスト製剤です．日本でこれまでに多用されていたスピリーバ®レスピマット®に，LABA であるオロダテロールを加えた COPD や ACO に使用する吸入薬となります．

レスピマット®は多くのエビデンスがあり，粒子径が微粒子と比較的大きな粒子の二峰性を示しているため中枢気道と末梢気道の両方に沈着し，押すとミストが出る仕組みです．前述した FRI での肺内沈着率（図6）は，4つの吸入器の比較では最も良い肺内沈着率でした[6]．肺内の末梢まで薬が行きわたることが売りです．レスピマット®の操作が煩雑である，回転させるのに強い力がいる，吸入のタイミングが悪いとむせやすいという欠点があります．吸入のタイミングが悪い症例にはスペーサー（エアロチャンバー®）を装着して吸入するとむせることはありません．力がなくて回転しにくい場合には無料で配布されている回転補助器（回転くん®）を装着すると楽々回せます．

2) ウルティブロ®

1日1回の LAMA/LABA 配合剤で DPI 製剤です．カプセルを吸入器に入れ，ボタンを押して針で穴を開けて中の粉を吸入します．7日単位で処方できるので便利です．

ブリーズヘラー®という吸入器を用いますが，これは LABA であるオンブレス®，LAMA あるシーブリ®でも色が異なるだけで同じ吸入器を使用しており，オンブレス®からウルティブロ®に変更する場合には便利です．カプセルが取り出しづらく，吸入器の穴が小さく目の不自由な方では中に入れづらい，吸入するときに咳が出る，といった欠点があります．しかし，ストローで吸うようにゆっくり吸入すると咳は出ませんので，吸入指導が必要です．LAMA/LABA 配合剤の中では安価なのが売りです．

3) アノーロ®

1日1回のLAMA/LABA配合剤でDPI製剤です．レルベア®，アニュイティ®，エンクラッセ®，現在申請中の1日1回吸入のLAMA/LABA/ICSの3剤配合剤も同じ吸入器（エリプタ®）を使用しており，吸入操作は簡単で，残薬のカウンターも見やすいです．LAMAはビランテロール，LABAは新規薬のウメクリジニウムです．

粒子径が比較的大きいので末梢まで行くかが心配ですが，中枢気道の治療に最適です．簡単操作が売りです．

d LAMA

1) LAMAの吸入薬（ソフトミスト）：スピリーバ®レスピマット®

1日1回吸入のソフトミストのスピリーバ®レスピマット®があり，スピオルト®レスピマット®と同じ感じで多用されています．スピリーバ®レスピマット®2.5 μgは，当初はCOPDのみに適応でしたが，近年喘息にも適応が通り，ICSやICS/LABA配合剤で効果不十分，特に咳嗽の多い喘息に上乗せします．喘息に対して適応があるスピリーバ®レスピマット®には2.5 μg，1.25 μgの2種類があり，症状が改善するに従って減量することができ，便利です．

2) LAMAの吸入薬（DPI製剤）：シーブリ®，エンクラッセ®，エクリラ®

1日1回吸入のシーブリ®，1日1回吸入のエンクラッセ®，1日2回吸入のエクリラ®があります．これらのDPI製剤は専門病院では初診で使用され，効果と**副作用（閉塞隅角緑内障，尿閉のある前立腺肥大，口渇）を見極め，副作用がなければLAMA/LABA配合剤へステップアップする前段階に用いられる**ことも多いです．

エクリラ®の吸入器であるジェヌエア®はDPIですが，優れた吸入器でうまく吸えたか否かについて教えてくれます．すなわち，吸入準備をすると窓が緑で，うまく吸うとその色が赤になり，吸入器が空になるとロックアウト

機能により押せなくなります．シーブリ®はウルティブロ®と同じ吸入器，エンクラッセ®はアノーロ®と同じ吸入器ですので，LAMA/LABA配合剤へのステップアップがスムーズです．

e LABA

1) LABAの吸入薬：オンブレス®，セレベント®，オーキシス®

主にCOPDで使用され，1日1回吸入のDPI製剤であるオンブレス®があります．この薬剤はLABAの中でも別格の効果で，**GOLDのガイドラインを書き換え，LAMAとLABAの効果を並列までに引き上げた著明に効果のある吸入薬です．吸入時の咳嗽は特にオンブレス®では多く報告されていますので，ストローで吸うように落ち着いて吸うことが大切です．**

その他のLABAには古くからの1日2回吸入のDPI製剤のセレベント®，1日2回吸入でシムビコート®と同じ吸入器（タービュヘイラー®）であるDPI製剤のオーキシス®があります．COPDの治療において，副作用のためにLAMAが使えないときには，単剤でこれらのLABAを使用するか，ときにはテオフィリン薬の内服薬をLABAと一緒に処方することもあります．

2) LABAの貼付薬：ホクナリン®テープ

湿疹などの皮膚炎の副作用の場合には中止ですが，用量も2 mg，1 mg，0.5 mgの3種あるので，動悸やこむら返りなどの副作用が出た場合には用量調節ができ便利です．また，咳が強く吸入できない場合や，吸入そのものができない症例にはこの貼付薬が便利です．

以上のように，それぞれの薬剤の特徴を考慮して吸入薬を選択するのは実は大変な作業です．筆者の施設では，全種類・全規格を取り揃えて使い分けていますが，副作用のため種類を変更することが多々あります．

E 吸入薬が使えない場合はどうする？

🪔 基本のエッセンス

- 吸入薬を使用できない場合には特に環境整備を強化する（禁煙，受動喫煙の防止，ダニ・ホコリの減少，ストレスの軽減など）．

🧰 治療のポイント

- 喘息では，ロイコトリエン受容体拮抗薬＋徐放性テオフィリン薬＋貼付型長時間作用性 β_2 刺激薬＋漢方薬の中での組み合わせで対応する．
- COPD では，徐放性テオフィリン薬＋貼付型長時間作用性 β_2 刺激薬＋マクロライド少量持続療法（喀痰の多い例）＋漢方薬の中での組み合わせで対応する．
- ACO では，喘息と COPD の両者の薬の中での組み合わせで対応する．

喘息と COPD の基本治療は，今や吸入療法なしでは考えられません．しかし，吸入療法がどうしてもできない場合（認知症，手指筋力がない場合など）や，吸入薬の副作用がある場合などがあり，**喘息，COPD，ACO の症例の約 5%は吸入薬が使用できません**．その場合にはエビデンスの低い薬の組み合わせで対応するしかありません．

① 喘息の場合

長期管理薬としてはロイコトリエン受容体拮抗薬を使用しますが，効果はICS と比較してかなり落ちます．そこで，**気管支拡張効果を補う**ということで，**貼付型 LABA であり 24 時間効果のあるホクナリン®テープ**や徐放性テ

オフィリン薬であるユニフィル LA®，テオドール®などを追加します．その場合，前者では動悸や振戦，後者では消化器症状，夜間不眠などの副作用がネックとなり中止しなければならないことがあります．また，**徐放性テオフィリン薬では血中濃度の定期的な管理が必要で，血中濃度が 5〜20 μg/mL** となるように投与量をセットします．

　これらのいずれの薬も処方できない場合には漢方薬になります．漢方は「証」の考慮が必要ですが，まずは少量から投与します．漢方薬がおいしいと感じた場合は，その漢方が患者さんにあっているようです．喘息に対する漢方治療については専門書が多数出版されていますのでここでは詳細は割愛します．簡単にまとめますと，例えば**軽度の発作には小青竜湯，麻杏甘石湯，五虎湯を用い，慢性期には柴朴湯を，柴朴湯無効例で神経質な方には神秘湯を用います**[9]．生薬の麻黄には気管支拡張作用のあるエフェドリンが含まれていますが，ときどき麻黄の副作用を持っている患者さんがいますので気をつけなければなりません．咳が強い場合には麦門冬湯を用います．喘息発作時の対応は，通常ですと SABA，SAMA の吸入薬を使用します．しかし吸入がまったくできない場合には，プレドニン®内服 20〜30 mg/日またはリンデロン® 2〜4 mg/日を 5 日間処方しておき，発作時に内服してもらいます．軽症の発作場合には，漢方でも対応でき，麻杏甘石湯が用いられます．

🌱 豆知識　証

　証とは，ある病的状態に際して出現する複数の症状の統一概念であり，患者さんが現時点でもっている症状を，気血水，陰陽，虚実，寒熱，表裏，五臓，六病位などの基本概念を通して認識し，さらに病態の特異性を示す症候を捉えた結果を統合して得られる診断であり，治療の指示でもあります．例えば，「実」は闘病反応の強い状態で，攻撃的な生薬の組み合わせで治療し，「虚」は闘病反応が弱い状態で，体力を補う生薬を用いて治療します．同じ病気でも，「証」が異なれば治療薬が異なります．

吸入薬が使用できない場合，薬剤選択の調整だけでなく，**喘息の患者さんでは原因検索を詳細に行い，生活環境を整える必要があります**．例えばダニの場合は，寝具やぬいぐるみ，布製のソファー，絨毯の中に多く存在していますので，布団の掃除や丸洗い，ダニシートを購入して3ヵ月ごとに取り換える，犬や猫のフケがダニの餌になるので飼わないなど，細かな注意をすると良いと思います．また，受動喫煙も喘息発作の原因となりますので，家族や職場の協力が必要です．

✚ 処方例

- キプレス®（シングレア®）（10 mg）：1日1回1錠，就寝前
- ユニフィルLA®（200 mg）：1日2回，1回1錠
- ホクナリン®テープ（2 mg）：1日1枚
- ツムラ柴朴湯：1日3回，1回3.0 g，食前

---

② COPD や ACO の場合

吸入薬が一切使用できない場合には，ひと昔前の治療に戻ります．つまり，**気管支拡張薬としてはテオドール®やユニフィルLA®のようなテオフィリン薬，または貼付型LABAであるホクナリン®テープを基礎に，喀痰のある場合には去痰薬や清肺湯を，乾燥症状が強く，咳嗽が出る場合には麦門冬湯を用います**．また，**呼吸リハビリテーションを行いますが，易疲労感があり，るい痩が激しい場合には補中益気湯や十全大補湯を追加**します．

図7に示すように，activeに動いて呼吸器リハビリテーションを行えている患者さんの予後が最も良く，次に予後が良いのはsedentary，つまり座ってばかりいる患者さん，予後が最悪なのはほとんど動かない患者さんです[10]．吸入療法ができない場合には，呼吸リハビリテーションを積極的に導入するのも一つの方法と思います．

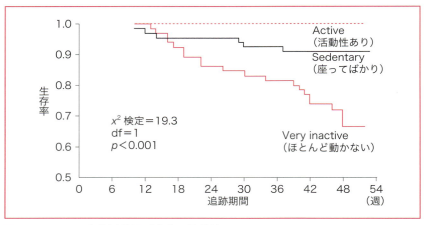

図7 COPDの身体活動量別生命予後曲線
(Waschki B, et al:Physical activity is the strongest predictor of all causes mortality in prospective cohort study. Chest 140:331-342, 2011 より作成)

> **処方例**
>
> ・テオドール®（200 mg）：1日2回，1回1錠
> ・ホクナリン®テープ（2 mg）：1日1枚
> ・ムコダイン®（500 mg）：1日3回，1回1錠
> ・ツムラ補中益気湯：1日3回，1回2.5 g，食前

F | 吸入指導は短時間で効率的に

💧 基本のエッセンス

- すべての吸入薬は，3秒かけて大きくゆっくり吸入できれば，肺の奥までくまなく薬剤が到達する．
- pMDIでは吸入薬が出なくなっても，薬を肺の奥まで到達させるために，さらに薬が含まれていない空気を1秒以上吸い込む．

📷 指導のポイント

- 各吸入器の操作方法のみでなく，吸い方も指導する．
- 吸入後に息止めを5秒して，必ずうがいを行う．
- 医師の指導は，1回の診療で重要な点を1点のみを教えて，実際に本物の吸入器を用いた指導は患者目線に近い看護師または薬剤師が担う．
- 吸入指導に時間をかけるのは15歳以下の小児と60歳以上の高齢者で，成人は短時間で十分．

　どの吸入器でも共通の準備があり，吸入器を持つ手の位置や吸入器の方向の確認，吸入器が空になっていないか，カバーやレバーなどの操作が間違っていないか，くわえたときに口角との隙間がないかを確認することを第一に行います．各吸入薬の吸い方については詳しく載っている本[11]がありますので，それを参照していただければ幸いです．

① これだけは押さえたい吸入指導のコツ

　喘息，COPDの吸入器を用いた薬物療法のポイントは，最終的に薬剤が全気管支・細気管支にまんべんなく到達できるか否かの1点です．**いくら粒**

第3章　吸入薬の効率的な使い分け・減らし方　115

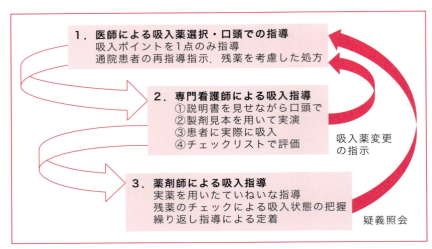

図8 医大前南4条内科（プライマリ・ケア）での吸入指導

子径の小さな吸入薬を用いても，吸入量が 150 mL とわずかな場合には中枢の気管支までしか到達できませんが，800 mL 以上で吸入すると末梢気管支まで到達できます[12]．また吸入スピードもある程度必要です．吸入力の弱い高齢者，呼吸機能の著しく低下した COPD や喘息の患者さんでは，吸入療法自体を諦めなければなりません．医師が短時間で指導する場合，私は下記の1点に絞って説明しています．

> DPI（ドライパウダー）であれ，pMDI（スプレー式）であれ，
> 3秒かけてゆっくり大きく吸入し，3〜5秒息止めをすることを目標に

3秒で吸入するには，必ず吸入前に息を吐かなければできませんし，3秒で吸入するということは"急いで1秒くらいで吸う"といった特に吸入に慣れたベテラン患者さんの再指導にも役立ちます．私の経験では，**吸入を長く継続してる患者さんほど，吸入スピードが速く，吸入時間が短くなっており，それが薬剤の効果を減弱させている一つの要因**と考えています．そして，それぞれの吸入器の細かい説明は，患者目線に近い，看護師や薬剤師にお願いした方が良いと思います．それぞれの立場における吸入指導の在り方についての例を図8，図9に示します．具体的な吸入方法については多くの指導

```
1. 医師の役割
   その患者に最も重要と思われる点
   のみを短時間で指導.
2. 看護師の役割
   吸入指導専門看護師が理想.
   院内で処方薬の変更を指示できる.
3. 薬剤師の役割
   患者目線で会話できる.
   15歳以下と60歳以上の吸入指導
   に多くの時間を割く.
```

早口で分かりづらい
専門用語が出やすい

ゆっくりで分かりやすい
より患者サイドに立っている

図9 効率的な吸入指導を目指して

書, 環境再生保全機構のDVD[13], 日本大学呼吸器内科のホームページ[14]などを参照いただければと思いますが, 吸入器の扱いのみに捉われ, 吸入自体の方法についての指導がおろそかにならないように注意したいものです. また, 吸入指導にかける時間ですが, 一般成人については5～10分で十分です. ただ, 15歳以下の小児と60歳以上の高齢者には10～20分以上かかることがあります.

高齢者への指導ポイント
① 単純に分かりやすく指導する
② 来院ごとの繰り返し指導し, 特に「何ができないのか」について重点を置く
③ 一人でできない場合には介護者に教える
④ スプレー式（pMDI）の場合, スペーサーをつける

小児への指導のポイント
① 親や兄弟がやって見せることで「自分もやりたいな」と興味を持たせる
② 本人がやり始めたら褒める
③ 幼少児にはマスクつきスペーサーに, 好きなキャラクターのシールをつけて興味を引く
④ 落ち着いてできる環境を作る

♣ 文 献

1）日本アレルギー学会：喘息予防・管理ガイドライン 2018，協和企画，東京，2018

2）Patel M, et al：The use of β_2-agonist therapy before hospital attendance for severe asthma exacerbations：a post-hoc analysis. Prim Care Respir Med **25**：14099, 2015

3）Ninane V, et al：Inhaled treatment of COPD：a Delphi consensus statement. Int J Chron Obstruct Pulmon Dis **12**：793-801, 2017

4）Global Strategy for asthma：2018 GINA Report, Global Strategy for Asthma Management and Prevention 〈http://ginasthma.org/2018-gina-report-global-strategy-for-asthma-management-and-prevention/〉（2018/4）

5）新実彰男：吸入ステロイド薬の使い分け．アレルギー **65**：754-763，2016

6）Iwanaga T, et al：Aerosol deposition of inhaled corticosteroids/Long-acting β_2-agonists in the peripheral airways of patients with asthma using functional respiratory imaging, a novel imaging technology. Pulm Ther **3**：219-231, 2017

7）Kobayashi Y, et al：A novel therapeutic use of HFA-BDP metereddose inhaler for asthmatic patients with rhinosinusitis：Case series. Int J Clin Pharmacol Ther **52**：914-919, 2014

8）Hodson D, et al：A randomized controlled trial of small particle inhaled steroids in refractory eosinophilic asthma（SPIRA）. Thorax **70**：559-565, 2015

9）田中裕士（著）：プライマリ・ケアの現場でもう困らない！止まらない"せき"の診かた，南江堂，東京，p162-169，2016

10）Waschki B, et al：Physical activity is the strongest predictor of all causes mortality in prospective cohort study. Chest **140**：331-342, 2011

11）大林浩幸（著）：患者吸入指導のコツと吸入デバイス操作法のピットホール Ver 4，医療ジャーナル社，東京，2015

12）Möller W, et al：Deposition, retention, and translocation of ultrafine particles from the central airways and lung periphery. Am J Respir Crit Care Med **177**：426-432, 2008

13）環境再生保全機構ホームページ：正しい吸入方法を身につけよう（DVD・ポスター）〈https://www.erca.go.jp/yobou/pamphlet/form/00/archives_26714.html〉（2018 年 5 月閲覧）

14）日本大学医学部内科学系呼吸器内科学分野ホームページ：吸入レッスン〈www.kyunyu.com〉（2018 年 5 月閲覧）

coffee break
ランダム化比較試験と実臨床の違い

　ランダム化比較試験（randomized controlled trials：RCTs）の結果がそのまま実臨床（リアルワールド）に当てはまるとは限らないことは知られています．最近は観察研究（observational studies：OSs），市販後調査，レセプトを用いたデータベース研究といったリアルワールド・データによって RCTs とのギャップを埋める試みが注目されています．この 2 つの差はこれまでに言われているように，RCTs では一定条件下の限られた母集団（1 つのクラスター）の平均値であり，実臨床では多様な患者背景を持っている大きな集団（多くのクラスターの集まり）である点とされています．われわれが実臨床を行っている感覚での大きな差の原因は，患者背景も大事ですが，①アドヒアランスの低下と②薬剤の under-dose の問題です．言い換えると，患者さんの性格的な問題と，副作用を恐れるあまり勝手に減量するという風潮です．

　私のクリニックでもまじめにしっかり，しかも決められた量の喘息・COPD 薬を吸入している方には急性増悪はほとんどありません．指導した生活環境改善を行わず自己判断で減量している場合とは大きく異なります．ここ最近になって RCTs と OSs との中間の研究方法として pragmatic randomized trials（PRTs）が注目されています．例えば，RCTs・PRTs・OSs における喘息の診断はそれぞれ，厳格に確定された純喘息診断・臨床的喘息診断・喘息として治療されているという診断という差であり，喘息治療のコントロールのされ方では，厳格・現実的・観察的の違いです．PRTs は RCTs よりもより実臨床に近く，今後は増加する可能性があります．

第 4 章　治療をしていても咳が止まらない……どうする？

A｜ICS，ICS/LABA を投与していても咳が止まらない喘息には抗コリン薬を追加してみよう

基本のエッセンス

- ウイルス感染による気管支喘息の悪化時は，ウイルス感染により気管支平滑筋収縮作用のあるアセチルコリンの分泌を抑制するムスカリン M_2 受容体の機能低下を起こさせ，アセチルコリンの過剰分泌を引き起こす．
- 抗コリン薬は，アセチルコリンによる気管支平滑筋の収縮を促進させるムスカリン M_1・M_3 受容体をブロックすることにより気道収縮を抑制させる．
- 抗コリン薬には，気道収縮の抑制のほか，気道粘液過分泌の抑制，気道過敏性の抑制の作用がある．
- 気管支喘息の治療に，β_2 刺激薬が使用可能となる前は，気管支拡張薬として抗コリン薬を使用していたという歴史がある．

治療のポイント

- 吸入 β_2 刺激薬で動悸や振戦の副作用がある症例には，その代用薬として吸入抗コリン薬が用いられる．
- 気管支喘息で保険適用となっている抗コリン薬は，SAMA ではアトロベント®，LAMA では 2.5 μg と 1.25 μg の 2 用量のスピリーバ®のみである．

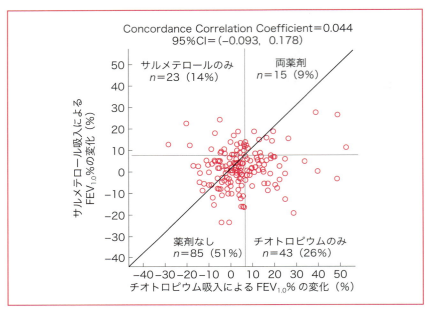

図1 喘息患者における，LABA（サルメテロール）と LAMA（チオトロピウム）による FEV$_{1.0}$% の改善の相関
（Peters SP, et al：Predictors of response to tiotropium versus salmeterol in adults with asthma. J Allergy Clin Immmunol 132：1068-1074, 2013 より作成）

 抗コリン薬の気管支拡張効果と鎮咳効果

　喘息患者の気道拡張には，現在 β_2 刺激薬が主に使用されていますが，大昔は抗コリン薬が用いられていました．喘息患者に対する，短時間作用性抗コリン薬（SAMA）と短時間作用性 β_2 刺激薬（SABA）の気管支拡張効果には優劣はつけがたく，私の印象では抗コリン薬でも結構効果のある症例があるように思います．また長時間作用性 β_2 刺激薬（LABA；サルメテロール）に有意に効果が見られる症例と，長時間作用性抗コリン薬（LAMA；チオトロピウム）に有意に効果が見られる症例があることが示されています．（図1）[1]．

抗コリン薬で鎮咳効果が期待できることが論文で発表されているのは SAMA であるイプラトロピウム（アトロベント®）と LAMA であるチオトロピウム（スピリーバ®）でした[2]．この論文ではヒトの感覚神経である c-線維上に存在する transient receptor potential vanilloid receptor subtype 1（TRPV1）受容体を介したカプサイシン（トウガラシの成分）による咳嗽を抑制するという結果ですが，アトロピンやグリコピロニウムにはその作用は確認できていません．難治性咳嗽 17 例を対象にスピリーバ®を投与し，その前後での咳嗽回数・質（VAS スコア，Leicester 咳問診票）およびカプサイシン負荷による咳の回数（C2，C5）が有意に減少したとの報告もあります[3]．

② ウイルス感染による気管支喘息の悪化には LAMA が有用

　気管支喘息を悪化させる最大の要因は，ライノウイルスやコロナウイルスによる感冒，インフルエンザ，RS ウイルスによる気管支炎など，ウイルス感染です．副交感神経の神経末端には，気管支平滑筋を収縮させるアセチルコリンの放出を抑制するムスカリン M_2 受容体があります（図 2）．ウイルスから放出されるノイラミニダーゼやインターフェロン，さらにマクロファージなどから遊離されるサイトカインにより，ムスカリン M_2 受容体は機能低下を起こし，副交感神経末端からのアセチルコリンの放出を抑制できず，結果的にアセチルコリンの過剰な放出を起こします．ウイルスはさらに，気管支局所の好酸球を活性化させて，好酸球由来の major basic protein（MBP）によりムスカリン M_2 受容体の機能低下を起こさせ，アセチルコリンの過剰放出を引き起こします．このことから，**ウイルス感染は気道炎症を引き起こすだけでなく，ムスカリン M_2 受容体の機能低下も生じさせることにより，アセチルコリンを過剰に放出させて気道平滑筋の収縮を起こし喘息の増悪を引き起こす**と言えます．

第 4 章　治療をしていても咳が止まらない……どうする？

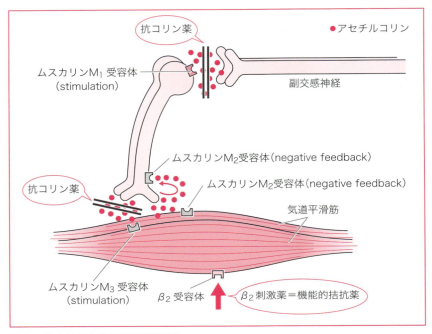

図2 迷走神経と気道平滑筋収縮

　そこで治療においては，アセチルコリン放出を促進するムスカリン M_1・M_3 受容体を抑制し，アセチルコリン放出を抑制するムスカリン M_2 にあまり作用しない選択的な抗コリン薬が有用です．現在のところ LAMA として発売されているチオトロピウム（スピリーバ® 2.5 μg と 1.25 μg）がそれに相当します．**喘息に保険適用となっているのはこのスピリーバ®とアトロベント®です．**アトロベント®の方はチオトロピウムより気管支拡張作用が弱く，これはおそらくムスカリン受容体の選択性の違いによるものと思われます．また，抗コリン薬は，ムスカリン M_3 受容体が存在する気管支粘膜下腺や気道杯細胞からの粘液過剰分泌を抑制[2]したり，気道過敏性亢進抑制にも効果があるとの発表[4]もあります．次に LAMA の追加が有効と思われた症例を提示します．

症例1　食料品店パートで働く1児（7歳）の母
（42歳，女性）

　主訴は早朝の喘鳴，息切れ，喀痰で，既往に小児喘息，36歳時出産を契機に喘息が再発していました．合併症としてアレルギー性鼻炎，副鼻腔炎がありました．喫煙歴はありませんでした．

　6年前から総合病院呼吸器内科で喘息治療を開始．メプチン®，アドエア®250で動悸があるため，フルタイド®800μg/日，オノン®，ムコダイン®，ナゾネックス®点鼻薬を投与されていました．1年前の呼吸機能検査では正常範囲と言われていました．

　しかし，1ヵ月前のインフルエンザ罹患後から，咳嗽，喘鳴，喀痰などの症状が悪化したため，プレドニン®5 mgを連日内服．診察時にはゼーゼー感がなく，今後の治療方針を再度確認するため当院紹介となりました．呼吸機能検査では%VC（%肺活量）115%，FEV1（一秒量）3.09 L，$FEV_{1.0}$%（一秒率）83.29%とともに正常，FeNO（呼気中一酸化窒素濃度）は39 ppbと高値です．動悸の少ない吸入配合薬であるレルベア®100μg/日に変更し，プレドニン®内服を中止しました．喘息発作時にはアトロベント®2吸入を行うように指導．朝方に痰が詰まったり，喘鳴が出ることがあり，朝レルベア®吸入した後に，アトロベント®2吸入を行っていました．痰は絡むものの落ち着いて仕事に行くことができ，喉の詰まり感がなくなってきました．ところが，夕方仕事から帰ってくると息苦しく，アトロベント®2吸入を追加することが多かったようです．そこで，スピリーバ®2.5μg 1日1回朝を追加したところ，自覚症状が改善しました．呼吸機能はFEV1が3.16 L→3.31 Lと150 mLの増加となり，FeNOは37 ppb→32 ppbとなり安定しました．

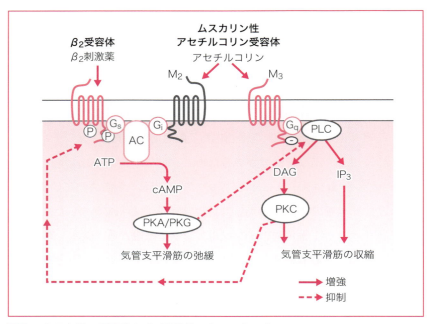

図3 ムスカリン受容体と β_2 受容体のクロストーク
(Roux E, et al：Muscarinic stimulation of airway smooth muscle cells. Gen Pharmacol **31**：349-356, 1998 より作成)

　上記の症例のように，**抗コリン薬は，喫煙歴の長い中高年の喘息症例のみではなく，若い非喫煙者の喘息にも効果がある**ことが示されました．また，LAMA の追加によって 150 mL の FEV1 の増加があり，これまでの研究で言われていた改善量と同じでした．この 150 mL の FEV1 が臨床的にどの程度意味があるのかというより，LAMA の場合には喀痰減少効果，咳嗽抑制効果などのプラスアルファもあるので，LABA が使用しづらい症例で，SAMA の効果不十分例に追加してみる価値はありそうです．

　図３に β_2 受容体とムスカリン受容体のクロストークの模式図を示します．β_2 受容体は G 蛋白質 s（Gs）を，M_2 受容体は G 蛋白質 i（Gi）を介してアデニル酸シクラーゼ（AC）を制御し，それぞれ cAMP の増加および減少を誘導します．cAMP は cAMP および cGMP 依存性のプロテインキナーゼ（PKA および PKG）を介して気管支平滑筋を弛緩させます．これらの酵素は，M_3

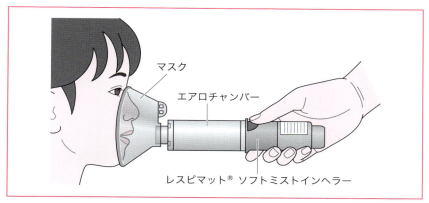

図4 小児に対するエアロチャンバー活用例

受容体の刺激によって引き起こされるCa^{2+}の増加を阻害します．一方，M_3受容体の刺激によってDAGが合成され，PKCが活性化されると，$β_2$受容体，GsまたはACがリン酸化される可能性があります．このことから，LAMAとLABAの配合薬がより強い気管支平滑筋の弛緩効果を示すことがうかがわれます．また**SAMAとLAMAでは，症例に提示したように，効果的にはLAMAの方が勝っている**ことが多く，口喝，眼圧上昇，尿閉傾向のある前立腺肥大症などの副作用を考慮して使用すると良いと思います．

豆知識　エアロチャンバーの活用

　スピリーバの吸入でどうしてもむせる，"せき"が出て吸えない，同期が難しいという患者さんにはエアロチャンバーを装着して吸わせてみてはいかがでしょうか．患者さんから実際に「エアロチャンバーを装着して吸入しているのだけど良いのですか？」と質問されたことがあります．調べてみたところ，Kaminらの論文[5]で，小児対象ですがすでに行われており（図4），問題ないと判断しました．当院でも，高齢の患者さんにマスクのついていない普通のエアロチャンバーを使用していることがありますが，好評を得ており症状も改善しています．もしどうしてもうまく吸入できない場合，特に高齢の患者さんでは一度試してみる価値があると思います．

第4章　治療をしていても咳が止まらない……どうする？

B ┃ 診断が間違っているか，合併症が隠れている？！

> **基本のエッセンス**
>
> - 喘息治療に大きく関与する合併症は，多い順にアレルギー性鼻炎・副鼻腔炎，好酸球性副鼻腔炎，感染性疾患，胃食道逆流症（GERD），副鼻腔気管支症候群，心因性がある．
> - 職業性喘息（作業増悪性喘息）のため，喘息コントロールが良くない場合には，職場環境への配慮が必要である．
>
> **診断のポイント**
>
> - 喘息・咳喘息＋合併症の治療でも改善しない場合には口腔内・咽頭カンジダ，または百日咳・気管支結核などの感染症を考慮する．
> - 気管支内や咽頭の悪性腫瘍，間質性肺炎，気管支結核を疑い，胸部CT撮影や呼吸器内科へのコンサルトを行う．

　3週間以上続く遷延性・慢性咳嗽が主体でICSやICS/LABA配合剤を投与し，さらにLAMAを投与しても咳嗽が止まらない場合には，図5に示したように，診断が間違っていないか，他の疾患を合併していないかを検討します．具体的には，以下のステップで検討します．

① 喘息または咳喘息に次の疾患を合併している可能性を検討する．
　　→アレルギー性鼻炎や血管運動性鼻炎（別名・寒暖差アレルギー）に伴う咽喉頭炎，高齢者に多い副鼻腔気管支症候群など上気道疾患の合併が最も多く，次にGERD，心因性咳嗽, vocal cord dysfunction syndromeも念頭に置く．
② 喘息が特殊な環境（職場または家庭）で悪化しないかを確認する．
③ 感染性疾患（口腔内カンジダ症，誤嚥性肺炎，百日咳，マイコプラズマ

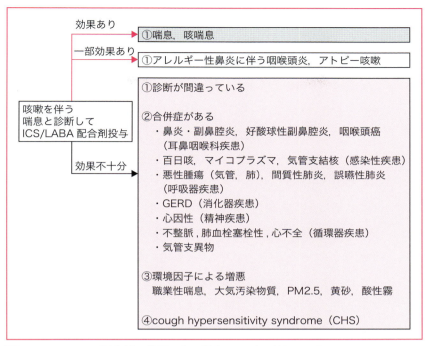

図5 ICS/LABA 配合剤の効果のない場合にはどう考えるのか

呼吸器感染,気管支結核など)を合併している可能性を検討する.
④ 気象条件［大気汚染物質（PM 2.5 含む),黄砂,低気圧の接近,気温の変化,乾燥］の影響を確認する.
⑤ 悪性腫瘍（咽喉頭癌,気管・気管支のがん),間質性肺炎など,呼吸器疾患の初期段階かどうかを検討する.
⑥ 考えられるすべての治療を行っても,薬剤効果が見られない場合には,cough hypersensitivity syndrome でないかを検討する.

これらのことを短い診察時間で鑑別しなければならないのは至難の技です.一番ショックなのは診断が間違っていることですが……．

症例2　ICS/LABA 配合剤で止まらない咳嗽
（20歳代，女性）

咳喘息とアレルギー性鼻炎の診断で当院に定期通院していました．最近，咳嗽が出るようになり，薬が効かなくなったと相談に来院されました．ICS/LABA 配合剤は中用量で投与されており，吸入手技と吸入方法には問題がなく，ヒスタミン H_1 阻害薬のアドヒアランスも悪くありませんでした．夜間睡眠障害はなく，昼間に咳嗽が出やすいとのことでした．よく聴いてみると，最近職場で部署の異動があり，新しい職場にいるときとその後に咳嗽が多いと判明．その職場には古い本が大量に保管されていてホコリをかぶっているということでした．喘息の増悪を疑い呼吸機能検査を行いましたが変化はありませんでした．さらによく話を聞いてみると，鼻水がひどく咳嗽になるとのことで，アレルギー性鼻炎の治療薬を変更・増量し，経口ステロイド薬も併用したところ治まってきました．職場での作業増悪性喘息かと思いましたが，喘息悪化ではなく合併症のアレルギー性鼻炎の悪化によるものと診断しました．

　上記は，実は喘息に合併していた他疾患が悪化した症例です（☞ p216 の症例1も参照）．以降，合併症を疑うポイントやその対応，吸入療法だけでなく環境への配慮が必要なものなどについて解説したいと思います．なお，なかなか止まらない咳嗽の見極めや対処に関しては，姉妹書『止まらない"せき"の診かた』にも詳しくまとめています．

| B-1 | 耳鼻咽喉科疾患の合併が最も多い |

こんな場合は耳鼻咽喉科疾患の合併を疑おう ≫≫

- ✦ 夕方から就寝前後，そして朝起床後に湿性咳嗽のピークがある．
- ✦ 花粉症やアレルギー性鼻炎，副鼻腔炎の既往がある．
- ✦ 咽頭後壁が発赤，血管増生，または coble-like stone appearance があるが，扁桃はまったくの正常である．

🛁 基本のエッセンス

- 喘息の 60〜70％は，アレルギー性鼻炎・花粉症を合併し，咳嗽や咽喉頭異常感を呈することが多い．
- COPD では，副鼻腔気管支症候群，アレルギー性鼻炎，血管運動性鼻炎の合併が多い．

🩺 診断のポイント

- 喘息で嗅覚低下や鼻茸（鼻ポリープ）の既往のある場合は，好酸球性副鼻腔炎の合併を考える．

① アレルギー性鼻炎の状態が喘息のコントロールに影響する

　アレルギー性鼻炎が喘息発症のリスク因子であることは，p35「第 1 章 -B」でも述べました．つまり，両者が合併することは大いに考えられます．

　本邦で喘息に鼻炎を合併する割合は，**2011 年報告の全国調査では 67.3％**と報告されています[6]．札幌市にある当院では，2012〜2013 年の間で，喘息・咳喘息 839 例中で鼻炎（アンケートによるすべての鼻炎を含む）を合併した割合は 74.6％でした．

第 4 章　治療をしていても咳が止まらない……どうする？　131

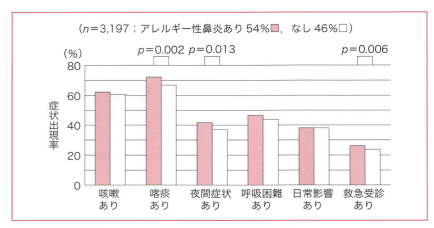

図6 鼻アレルギー・花粉症の合併の有無と症状出現率

　また，1997年に北海道全域で施行した喘息アンケート調査（$n=3,197$）[7]の中の未発表データで，アレルギー性鼻炎・花粉症合併の有無による症状の結果を図6に示します．アンケート調査の限界で，鼻炎の診断はあくまでも患者さんによる症状の自己申告によるため，血管運動性鼻炎や好酸球性副鼻腔炎に伴う鼻炎も含まれていたものと思います．当時はまだ one way one disease の治療概念がなく，喘息治療の影響のみでの鼻炎による症状のデータであり，現在では貴重なものです．合併の有無による過去1ヵ月の症状出現頻度を表しています．各症状の出現率は，症状が毎日または1週間に1〜2日のものを「あり」と定義し，棒グラフで表しています．鼻炎合併がある喘息（赤色棒グラフ）では，合併のない喘息（白色棒グラフ）と比較して，喀痰（$p=0.002$），夜間症状（$p=0.013$），過去1年の救急受診の頻度（$p=0.006$）が有意に高いことが示されて，鼻炎合併喘息では症状コントロールが悪いことが示されてます．言い換えると，**喘息治療では鼻炎合併の有無の診断と，合併がある場合にはアレルギー性鼻炎に対する治療を喘息治療と同時に行うことが重要**です．

② 好酸球性副鼻腔炎を合併した喘息の治療は難しい

アスピリン喘息〔現在は aspirin-exacerbated respiratory disease（AERD）〕では鼻茸を伴った鼻炎・副鼻腔炎を合併しやすいことが知られており，これがまさに好酸球性副鼻腔炎です．AERD ではなく，通常の喘息でもこの好酸球性副鼻腔炎が合併していることがあるのでやっかいです．鼻茸の生検病理組織では好酸球の浸潤とともに，破壊された好酸球の核から出た網目状の DNA 由来の物質により膠状の粘液を形成し，副鼻腔内，ときには中耳にまで存在し，好酸球性中耳炎にもなります．

通常の抗アレルギー薬または抗菌薬の治療では効果がありません．耳鼻咽喉科から重症度分類が出されましたが（JESREC Study）[8]，特に重症の好酸球性副鼻腔炎がやっかいです．**プライマリ・ケアでは，"匂いが分からない"，"重症になると中耳炎も合併する"といった鼻炎・副鼻腔炎がこれに相当します．**CT 像では両側篩骨洞炎が優位の副鼻腔炎で，嗅裂が喀痰で埋まっているため匂いが分かりません（図7）．一般的な細菌性副鼻腔炎が両側性で上顎洞炎が優位であるのとは対照的です（図8）．有効な治療は経口・点滴のステロイド薬ですが，長期投薬は副作用の点で問題があり，いくつかの薬の治験が行われている段階です．**重症好酸球性副鼻腔炎の治療として耳鼻咽喉科で手術を行っても，半数以上が再発し，喘息コントロール悪化要因の一つとなっており，**喘息治療における大きな問題となっています．好酸球性副鼻腔炎には軽症の存在があり，喘息を合併しない場合にはそう大きな問題となっていませんが，軽症から進行して重症になるのか否かについて，今後経過を見なければ分かりません．

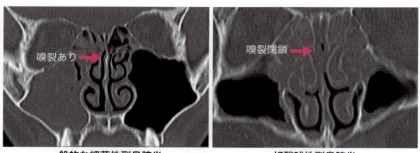

一般的な細菌性副鼻腔炎
嗅裂が閉鎖することはまれである．

好酸球性副鼻腔炎
嗅裂が閉鎖して匂いが分からない．

図7 一般的な細菌性副鼻腔炎と好酸球性副鼻腔炎のCT像の違い
(田中裕士：プライマリ・ケアの現場でもう困らない！ 止まらない"せき"の診かた．南江堂，東京，p82, 2016 より転載)

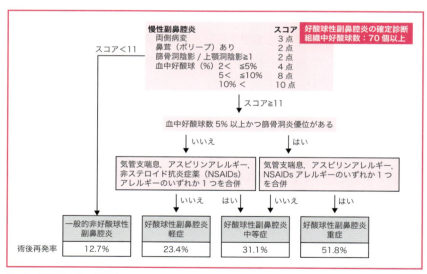

図8 副鼻腔炎の診断のフローチャート
(藤枝重治ほか：好酸球性副鼻腔炎の診断基準：JESREC Study. 日鼻誌 **53**：75-76, 2014 より作成)

COPDでは慢性副鼻腔気管支症候群の合併が多い

　COPDでは喫煙歴があるものが多いため，**慢性副鼻腔気管支症候群，喫煙による鼻炎，血管運動性鼻炎が多く合併**します．慢性副鼻腔気管支症候群には，マクロライド少量持続治療が有効です．しかし，CTにて小葉中心性粒状陰影を呈していた場合には，非結核性好酸菌症を疑い，喀痰中の抗酸菌検査または血中のMAC抗体を保険適用で測定し，

否定できたら	→	クラリス®またはクラリシッド®を1日1回，1回200 mg
否定できなければ	→	エリスロシン®1日2回，1回200 mg

3ヵ月〜2年継続してはいかがでしょうか．高齢者でもアレルギー性鼻炎を合併していることもあり，点鼻ステロイド薬や抗アレルギー薬を投与することがあります．

B-2 胃食道逆流症（GERD）の合併が増加

こんな場合は胃食道逆流症の合併を疑おう ≫≫

✦ 喘息や COPD で胸痛，背部痛症状がある（まずは虚血性心疾患を疑い，
否定された場合には次に GERD の合併を疑う）．

✦ 高齢女性の喘息・COPD で，肥満があり，前屈時に心窩部不快感があ
る場合には，GERD または胃上部のスライディングヘルニアを疑う．

基本のエッセンス

- 喘息，慢性咳嗽，間質性肺炎など呼吸器疾患治療中に難治性咳嗽を
呈した場合は，GERD の合併を考慮する．
- F スケール高スコアや GERD の存在は COPD 急性増悪のリスクであ
る．
- GERD の合併は，若年者で増加している．
- GERD では必ずしも咳嗽は伴わない．

診断のポイント

- 非専門医では F スケールなどの質問票が診断のきっかけとなる．
- 一度は専門医にコンサルトし，上部消化器内視鏡で悪性腫瘍がない
かを確かめる．

治療のポイント

- 食事指導を行い，効果がない場合にはプロトンポンプ阻害薬，消化
管機能改善薬（ガスモチン®），食道粘膜保護薬（アルロイド G®），
漢方薬（六君子湯）などを複数選択する．

　GERD は高齢者のみでなく若年者でも増加しています．呼吸器疾患では，
喘息，咳喘息，アレルギー性鼻炎，さらに間質性肺炎に合併していることが

多い疾患です．咳嗽時に腹圧が上昇して胃の内容物が逆流しやすく，咳嗽が治まるとGERD症状もなくなることがあるため，GERDを合併している場合，まずは咳嗽の原因疾患の治療が優先されます．

GERDの症状について

　症状は呑酸，胸やけなどの胃酸逆流症状と胃もたれ，食後すぐの満腹感，上腹部の不快感といった運動不全症状に分けられます．また，**みぞおちから背部にかけての胸痛も多く，喘息・COPD患者さんで胸痛が見られる場合はGERDの合併を念頭に置くと良いです**．

　GERDの合併により咳嗽が起こる機序として，胃酸逆流による食道下部壁の炎症により，咳嗽を起こす迷走神経を刺激して起こるreflexと，胃液自体が喉頭，咽頭，鼻腔，中耳まで逆流し，咽喉頭炎を惹起したり，気管に誤嚥されて起こるrefluxによるもの（microaspiration）が考えられています．さらに，呼吸器疾患などで咳嗽が頻回に起こると，そのつど腹圧が上昇して胃食道逆流が増加し，さらにそれが咳嗽を悪化させるというcough reflux self-perpetuating cycle（咳嗽-逆流自己悪循環）が起こると考えられています．つまり，**咳嗽が改善するとGERDも改善する**ということになります．

　GERD症状が強くなる状況として，会議の場など大声で会話する必要がある状況（横隔膜の動きが良くなるため），前屈姿勢を取る状況（胃が圧迫されるため），食後満腹のときに横臥した状況（胃内容物そのものが逆流しやすくなるため）などが考えられます．またCOPD患者において，高Fスケールスコアや GERDの存在は，COPD増悪のリスクでもあり[9]，COPD頻回増悪者において注意が必要な合併症として認識しておくことが必要です．上部消化管内視鏡検査で所見が明らかでない場合［非びらん性胃食道逆流症（NERD）］でも，胃液の逆流により慢性咳嗽が起こることがあります．

② プライマリ・ケアで有用な診断法はなに？

　診断には，24時間食道 pH モニタリングが望ましいですが，プライマリ・ケアの現場でこれを用いるのは困難でしょう．そこで，プライマリ・ケアの現場で簡便性が高く，特に有用なのが群馬大学の草野元康先生たちの作成した F スケール（frequency scale for the symptoms of GERD：FSSG）の問診表[10] です（☞ p61 図5参照）．これは上部消化管内視鏡検査における逆流性食道炎のロサンゼルス分類 grade O（mucosal break：粘膜傷害の消失）と grade M（縦走血管不明瞭の下部食道粘膜の白色混濁，境界不明瞭な発赤所見）以上を GERD として診断するものです．**F スケールで8点以上であれば GERD の可能性が高い**と言えます．感度62％，特異度59％であり，**プロトンポンプ阻害薬（PPI），消化管機能改善薬（ガスモチン®），粘膜保護薬（アルロイドG®）などの薬物療法後に F スケールの値が改善することを確かめ，治療効果を評価するのにも有用なスコア**です．

③ 治療の基本は食生活の改善

　若年者〜成人では，まずは食生活の改善が基本です．また，制酸薬，消化管機能改善薬投与も考えられます．特に若年では食べ過ぎや，就寝3時間以内の食事，胃酸の分泌を促進させるコーヒーやケーキ，チョコレート，ミント，柑橘類，トマト，香辛料などの摂り過ぎ，ラーメンやそばなどを汁まで飲むこと，喫煙などに気をつけることで改善するケースが多いので，これらの指導が重要です．

　高齢者の喘息，COPD では，食事療法のみで改善することは少なく，PPI を長期に内服していることが多く，漢方薬（六君子湯など）を併用することもあります．胃上部のスライディングヘルニアの場合もあり，胸部 X 線で縦郭下部にニボーがあるか否かを（☞ p20 図2参照）注意深く観察することも大切です．

| B-3 | 咳喘息とアトピー咳嗽，両者の合併も視野に |

こんな場合は咳喘息，アトピー咳嗽，両者の合併を疑おう ≫≫

- ✦ ICS または ICS/LABA 配合剤とロイコトリエン受容体拮抗薬を投与しても，咳嗽がまだ残っている．
- ✦ 喘息にアレルギー性鼻炎・咽喉頭炎を合併している．

🜄 基本のエッセンス

- 咳喘息は喘鳴や呼吸困難を伴わない乾性咳嗽が唯一の症状で，気道過敏性亢進をきたし，ICS，気管支拡張薬が第一選択となる．
- 咳喘息は 8 週間以上継続する慢性咳嗽の主な原因疾患である．
- 欧米では，咳喘息を典型的喘息の軽症例とする見方が一般的で，経過で必ずしも気管支喘息に移行せず，一過性の気道過敏性亢進で終わる場合もある．
- アトピー咳嗽は中枢気道の咳受容体感受性の亢進がある乾性咳嗽で，気道過敏性の亢進はなく，気管支拡張薬が無効である．
- 咳喘息とアトピー咳嗽の合併例もある．
- アトピー咳嗽は，欧米でのアレルギー性鼻炎に伴うアレルギー性上咽頭・喉頭炎に含まれ，耳鼻咽喉科領域のいわゆる喉頭アレルギーも含まれる．

📷 治療のポイント

- 咳喘息の治療は，ICS，ICS/LABA 配合剤が第一選択となる．
- アトピー咳嗽はヒスタミン H_1 阻害薬とステロイド薬（ICS，経口ステロイド薬）が第一選択となる．
- 咳喘息とアトピー咳嗽の合併の概念を取り入れると治療薬選択に役立つ．

第 4 章 治療をしていても咳が止まらない……どうする？ 139

① 咳喘息の考え方～長期の経過観察が必要～

　咳喘息は，全気管支が病変の主座です．気道過敏性の亢進があり，冷気や気管支収縮薬の吸入により気管支平滑筋が収縮し，平滑筋内に存在する咳嗽を起こす神経の受容体が刺激されることで咳嗽が起こります．**治療薬は ICS/LABA 配合剤や ICS，気管支拡張薬**です．欧米では，軽症喘息の一部として捉えられていますが，**典型的喘息の前段階や，上気道アレルギー疾患や感染症に合併する一時的な病態などいくつかの疾患の集合体**と私は考えています．例えば，①アレルギー性鼻炎による鼻腔からの粘液の咽頭への降下があり，一部気道への誤嚥があるため気道過敏性が軽度に亢進している場合，②マイコプラズマ感染後に数ヵ月間気道過敏性亢進があり，咳嗽が出現する場合，が挙げられます．ともに 8 週間以上継続する乾性咳嗽で，気道過敏性が亢進し，ICS や ICS/LABA 配合剤が有効で，2～3 ヵ月の治療で改善します．その後，無治療でも無症状で 1 年以上経過する場合もあります．これらの症例も 5 年くらい経過を見ると，感冒のたびに咳嗽が出てきて，後から考えると典型的喘息の前段階と診断されるかもしれません．長期の経過観察が必要な病気と考えます．

② アトピー咳嗽の考え方

　さて，咳喘息の症状が乾性咳嗽であることは述べた通りですが，似た症状を伴うものにアトピー咳嗽があります．

　アトピー咳嗽は，中枢気管支が病変の主座で，気道炎症により気道壁に存在する咳受容体感受性が亢進するため咳嗽が起こります．気道平滑筋の収縮はありませんので気道過敏性はなく（そのため気管支拡張薬は効きません），治療薬はヒスタミン H_1 阻害薬，ステロイド薬（経口，吸入）です．アトピー咳嗽は日本で提唱された疾患概念で，欧米では上気道咳嗽症候群（UACS）

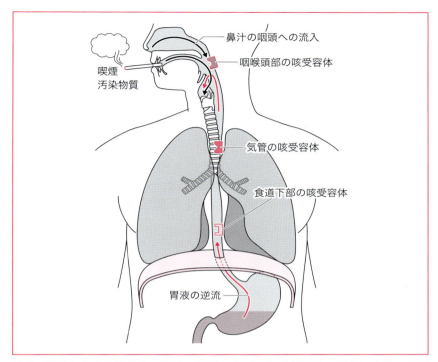

図9 鼻腔からの粘液流入，胃液の逆流，タバコなど刺激物の吸入により，咽喉頭部，気管，食道下部の咳受容体が刺激される

の一部と考えられています．**アレルギー性疾患を合併することが多い**とされていますが，その最大のものはアレルギー性鼻炎で，そのほかにアレルギー性上咽頭炎，アレルギー性喉頭炎，好酸球性食道炎などもあります．典型的なアレルギー性鼻炎単独において，気道可逆性試験は陰性だが咳嗽が出てきている症例がアトピー咳嗽に含まれます．また，鼻炎・副鼻腔炎がなくても，アレルギー性上咽頭炎やアレルギー性喉頭炎の存在で咳嗽が出るものはアトピー咳嗽に含まれます．個人的な推測ですが，これらのアレルギー性疾患の一部の症例では，上咽頭〜喉頭，気管にかけての慢性好酸球を主体とした慢性炎症があるため，咽頭部と気管に存在すると言われている咳受容体が刺激されるものと考えられます．図9に示すように，鼻腔からの炎症起炎物質に満ちた粘液の咽喉頭部への流入により，各部位に存在する咳受容体が刺激

され，さらに GERD や喫煙による影響も同時にあって咳嗽が止まらなくなり，プライマリ・ケアで対応しているのが実情です．

| 鼻腔からの粘液の降下
胃液の逆流
タバコの煙 | ⇨ | 咽喉頭部，気管
食道下部，咽喉頭部，気管
咽喉頭部，気管 | ⇨ | それぞれの部位の咳受容体刺激により咳嗽 |

なかなか咳が止まらない場合は，喘息とアトピー咳嗽の合併を考慮する

　プライマリ・ケアでは，症状が似ている咳喘息とアトピー咳嗽の2つの診断に迷い，絨毯爆撃的にすべての治療薬で対応している場合が散見されます．"なかなか咳が止まらない"原因の一つに**咳喘息とアトピー咳嗽の合併，治療診断学的には咳喘息とアレルギー性鼻炎の合併**が挙げられます．**両者の合併という概念を治療に取り入れると良い**と思います．図10に示したように，アトピー咳嗽の多くはアレルギー性鼻炎に伴う咽喉頭炎が多くを占めていると思います．多くの論文の結果を合わせて考えると，

| アレルギー性鼻炎に合併する咽喉頭炎による咳嗽の中で
① FeNO が正常のもの：アトピー咳嗽
② FeNO が高いもの：咳喘息＋アレルギー性鼻炎に伴う咽喉頭炎 |

ではないかと思います．混乱するので，診断的治療の多いこの領域では，図10に示したように**治療薬で分けた診断の方が，プライマリ・ケアでは有用**かと思います．

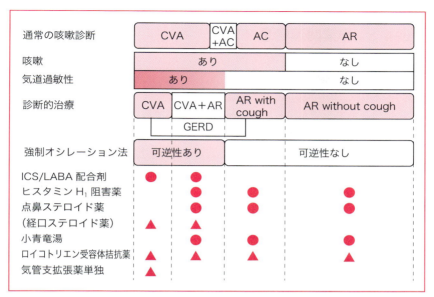

図10 喘息，アトピー咳嗽，アレルギー性鼻炎（咽頭炎）の考え方
●：まずは使用する薬
▲：●印の薬で効果不十分の場合や副作用のため使用できない場合に使用する薬
CVA：咳喘息，AC：アトピー咳嗽，AR：アレルギー性鼻炎に伴う咽喉頭炎

| B-4 | 作業関連喘息 |

こんな場合は作業関連喘息を疑おう ≫≫

✦ 通常の喘息治療を行ってもなかなか症状が改善せず，特に職場やある特定の場所に行くと症状が増悪する．

✦ 就職，転職，異動してから新たに喘息が発症した．

基本のエッセンス

● 職場で感作を受けて発病するのが職業性喘息，もともと喘息があって職場で症状が悪化するのが作業増悪性喘息，この 2 つを合わせて作業関連喘息と呼ぶ．

● 心因性喘息（対人関係悪化による）との鑑別が必要．

● 職業性喘息の診断は，原因物質に対する特異的 IgE 抗体や皮内テスト陽性の証明が必要である（専門医へ紹介）．

診断のポイント

● 職場環境で症状，呼吸機能（ピークフロー値）が一時的に悪化し，職場環境を回避するとそれらが改善する．

① 作業関連喘息とは何か

　最近の分類では，職場で悪化する喘息すべてを"作業関連喘息"と呼び，職場での刺激物質が原因で発症する喘息（従来の狭義の職業性喘息）や既存の喘息の職場での増悪（作業増悪性喘息）を含めた概念で捉える必要性が出てきました．図 11 に示した分類[11] となっています．詳細は『職業性アレルギー疾患診療ガイドライン 2016』[11] を参照してください．これまでの職業

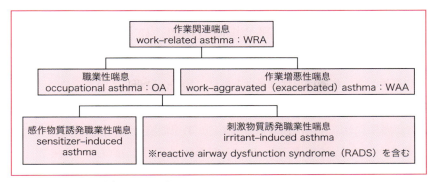

図11 職業関連喘息とその分類
（日本職業・環境アレルギー学会：職業性アレルギー疾患診療ガイドライン2016，協和企画，東京，2016より作成）

性喘息は 図11 の左側の概念のみを指していました．職業性喘息の診断には原因物質に対するIgE抗体，皮内テスト陽性など免疫学的な証明が必要ですので，専門医への紹介が必須です．本邦では特にカキ貝殻に付着したホヤ類，昆布に付着したクラゲ類，ビニールハウス内の花粉やキノコ胞子などに着目し，診断には原因物質に対する血中IgE抗体の証明と負荷試験が必要です．

　p130に挙げた症例は職業性喘息ではなく，以前からの喘息が職場で悪化する作業増悪性喘息ということになります．さらに正確に言うと喘息そのものの悪化よりも，鼻炎悪化による喘息症状の悪化ということになるでしょうか．実はプライマリ・ケアで診ていると，このタイプが非常に多いです．職場での喫煙，古い家屋でのホコリやカビ臭，厨房からの焼けた匂いなど危険がいっぱいなのが職場です．例えば，もともと喘息で，衣料品売り場に配置転換された女性が，衣服を倉庫から出したり，さらに箱からバサバサと出して陳列するときに喘鳴や咳嗽が出て，2, 3日休むと軽減するというのが作業増悪性喘息です．対応としては治療薬を増量するか職場環境を改善するかですが，多くの症例で治療薬を増量しても改善しない場合には，職場の配置転換か転職が必要になります．

第4章　治療をしていても咳が止まらない……どうする？

② 症状が出る時間帯や場所（環境）に着目する

　職業性喘息，作業増悪性喘息はともに，**職場に勤務している日や時間帯に喘息症状が発現し，勤務のない週末，休日，時間帯には寛解**します．患者さんを診る際には，作業関連喘息も念頭に，職場環境について問診することが大事です．暖房・冷房機が頭上にある場合には，原因抗原のみでなく乾燥や寒暖差にも反応して喘息が悪化する場合もありますので，その場合には座る席の移動を考慮します．また，症状が勤務時間帯内にあたるかどうかなど症状日記をつけてもらい，勤務時間と喘息症状の発生時間との関係について把握するのが確実です．

　診断的治療としては短期～長期休暇などによる職場からの隔離を行い，症状の改善の有無をチェックします．また，職業性喘息の場合は，患者さんに職場内で簡単な呼吸機能検査であるピークフローメーターで測ってもらい，ピークフロー値が職場でどのくらいの時間経過で低下するか傾向を見るのが一般的です．

③ プライマリ・ケアでできる対応

　プライマリ・ケアでは，問診で職場環境の悪化による喘息悪化が疑われた場合，配置転換を模索しながら，通常の喘息治療を少し強めて継続することとなるでしょう．同時に転職の準備を始めていただきます．職場における原因物質からの回避が第一ですが，経済的理由など，職場の変更が不可能なこともあるかと思います．そうした場合は，症状は完全にとれませんが，患者さんに作業関連喘息について説明し，通常の喘息治療を続けていくように指導します．

　生活指導としては，職場内でのマスクや防護服の装着，職場の換気，職場内の配置転換を勧めることが考えられます．帰宅時には，服や毛髪についた

原因物質を払って落とすなど，家庭内に持ち込まないよう指導することも重要です．こうした生活指導により，咳嗽をコントロールしながら就労を続けることができることがあります．

喘息の原因物質からの隔離を行っても治療効果に満足が得られない場合，転職を行うための医学的根拠（血清中抗体価，職場での曝露試験による喘息再現）が必要な場合は，専門医への紹介が必要です．

B-5　口腔喉頭カンジダ症〜一度は口腔内を観察する〜

こんな場合は口腔喉頭カンジダ症の発症を疑おう 》》

- ✦ 喘息で，ICS または ICS/LABA 配合剤を増量後も咳嗽が変わらないか，かえって増悪する.
- ✦ ICS または ICS/LABA 配合剤吸入後にうがいを忘れがちな高齢者.
- ✦ 喘息，COPD で舌に痛み，味覚の変化がある.

💧 基本のエッセンス

- 高齢者（口内乾燥），局所免疫低下状態のある症例（経口ステロイド薬，高用量 ICS 使用中）では口腔カンジダ，食道カンジダが起こりやすい.

🩺 診断のポイント

- 舌，口腔内を観察し，白苔や舌の萎縮がないか確かめる.
- 疑いがあれば上部消化器内視鏡を行い，食道カンジダの有無を調べる.

口腔喉頭カンジダ発症の一般的キーワードは，
① 高齢者
② 義歯
③ ドライマウス（唾液量の減少）
④ ステロイド薬の投与（経口，ICS）

です．④にある通り，ICS や ICS/LABA 配合剤の副作用の１つに口腔カンジダ症があります．

① ICS や ICS/LABA 配合剤増量後の咳嗽悪化に注意

ICS や ICS/LABA 配合剤を増量しても喘息症状，特に咳嗽がまったく改善しない場合には，口腔喉頭カンジダ症を疑い，まずは口腔内を観察することも大切です．舌の痛み，味覚障害が起こり，食欲が低下していることもあります．

舌カンジダでは舌に白苔がついていることがほとんどですが，萎縮性カンジダ症では白苔がまったくついておらず，舌が赤く乾燥していて萎縮しているのみなので，見落しに注意が必要です．食道カンジダの場合は無症状のことが多く，上部消化器内視鏡で偶然発見されることもしばしばあります．

② 予防はうがい，対応は抗菌薬

ICS または ICS/LABA 配合剤吸入後に必ずうがいを行い，または歯磨きの前に吸入するようにしてもらいましょう．また，口腔が乾燥している場合には，吸入前にも1回水を含ませて口腔や舌を湿らせておくと良いと思います．

口腔喉頭カンジダ症が発症した場合，抗真菌薬（ファンギゾン® シロップ，イトリゾール® 内服液，フロリード® ゲルなど）の2週間程度の投与で改善することがほとんどです．難治性の場合は一時的に ICS や ICS/LABA 配合剤 の吸入そのものを中止し，抗真菌薬の内服や，耳鼻咽喉科へのコンサルトを行います．

| B-6 | 百日咳は全数把握疾患に変更 |

こんな場合は百日咳の合併を疑おう ≫≫

- ✦ 以下の百日咳特有の症状が出ている.
    1) 吸気性笛声（息を吸うときに笛のようなヒューヒューという音が出る：whooping）
    2) 発作性の連続性の咳込み（スタッカート）
    3) 咳込み後の嘔吐
    4) 無呼吸発作
- ✦ 鎮咳薬, ICS/LABA 配合剤がまったく効かない咳が 3 週間以上続いている.

基本のエッセンス

- 百日咳は 2018 年 1 月より，全例 7 日以内の保健所への届け出が義務づけられた.
- 重篤化する乳幼児への感染防御が必要である.
- 成人での発症が増加している.

診断のポイント

- 発症 3〜4 週間くらいまでは LAMP 法，PCR 法で菌体を証明する.
- 発症 15 日目までは血中百日咳 IgM 抗体，21 日目までは血中百日咳 IgA 抗体で診断する.
- 発症 28 日目以降は PT–IgG 抗体で診断する.

治療のポイント

- 発症 2 週間以内にマクロライド系抗菌薬を投与することで速やかに治癒する.
- 4 週間以上経過した場合は鎮咳薬は無効で自然経過で対応，拡散防止のため抗菌薬を 1 週間投与する.

喘息，COPD および ACO 患者に本感染が併発した場合，ICS/LABA 配合剤，LAMA/LABA 配合剤を増量してもなかなか咳嗽が止まりません．

 小児に限らず成人でも発症

　百日咳は 5 類感染症に該当します．2018 年 1 月より厚生労働省が感染症法施行規則を改正したため，全医療機関対象に，百日咳の場合は 7 日以内の保健所への届け出義務（全数把握疾患として）が生じるようになり，注意が必要です．

　百日咳はグラム陰性桿菌の *Bordetella pertussis* の気道感染で，かつて乳幼児を中心に夏季に流行しました．ワクチン未接種の乳幼児に罹患した場合は生命に危険が及ぶこともまれではない疾患です．米国の統計によると，生後 6 ヵ月未満で発症すると 0.6％ が死亡するとされています．小児での発症がほとんどでしたが，2006 年頃から抗体価（DPT 三種混合ワクチンによる）の減衰した 20 歳以上の成人に増加しており，職場や学校での集団感染が問題となっています．潜伏期は通常 5〜10 日（最大 3 週間）です．小児では，顔を真っ赤にしてコンコンと激しく発作性に咳込み（スタッカート），最後にヒューと音を立てて息を吸う発作（ウープ）があり，嘔吐や無呼吸発作（チアノーゼの有無は問わない）を伴うことがありますが，成人の場合なんの特徴もない慢性咳嗽となってから気がつくことがほとんどです．

 抗体検査による診断が主体

　診断にはスワブを用いるなどして鼻腔，咽頭，気管支から検体を採り，Bordet-Gengou 培地に塗布して培養分離するか，loop-mediated isothermal amplification（LAMP）法，polymerase chain reaction（PCR）法を用いて百日咳菌の遺伝子を検出します．しかし，成人の百日咳では菌の証明が 2.2％

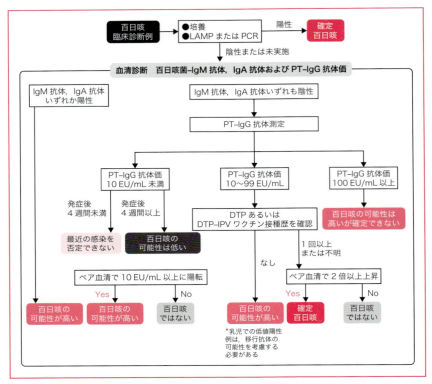

図12 『小児呼吸器感染症診療ガイドライン2017』での百日咳の臨床診断例の検査での確定フローチャート
(日本小児感染症学会・日本小児呼吸器学会：小児呼吸器感染症診療ガイドライン2017, 協和企画, 東京, p239, 2017より許諾を得て転載)

と低いことから抗体検査が主体となります.

　『小児呼吸器感染症ガイドライン2017』では診断方法の見直しが提案され, 1週間以上持続する咳嗽があり, LAMPまたはPCR法での菌や百日咳抗体の結果が出る前に, マクロライド系抗菌薬で治療を開始すべきとしています. その理由は感染の拡大を防ぐためです. 診断は**図12**に示すように, 発症4週間未満ではなるべく菌の同定を行い, 陰性の場合には百日咳IgA抗体またはIgM抗体を測定し早期診断を試みます. 4週間以上経過した場合にはPT-IgG抗体で診断するとしています. PT-IgG抗体は感染2～3週後から上昇し, 3～4週後にピークが現れ, 12週後まで90％以上の症例でPT-IgGが

上昇するとされてきました．PT-IgG 抗体は感度 76％，特異度 99％で，1 年以内に 82％は陰性化します．PT-IgG 抗体が 100 EU/mL 以上あれば 4 週間以内の百日咳感染の指標として用いられてきました．

2017 年から百日咳菌の IgM と IgA 抗体の enzyme-linked immunosorbent assay（ELISA）測定キットが保険適用となり，プライマリ・ケアでも測定可能となりました．百日咳 IgA 抗体は第 21 病日をピークに上昇し，百日咳 IgM 抗体は第 15 病日をピークに上昇します．これらの IgA・IgM 抗体は 4 種混合ワクチンの影響を受けないため，単一血清での診断（判定基準は 8.5 未満が陰性，11.5 以上が陽性）が期待されています[12, 13]．

 ## 発症早期の抗菌薬治療がポイント

成人では咳嗽のみが長期に持続することもあり，通常の咳嗽治療薬に反応しないことが多く，感染初期に適切な抗菌薬治療を行えなかった場合には自然治癒に 8 週間以上の期間が必要です．

治療は発症 2 週間以内にマクロライド系抗菌薬治療を行えば速やかに治癒します．成人では前述したような典型的な咳嗽ではなく，なんの特徴もない軽症の慢性咳嗽が長期に持続します．白血球数の増加もないことが多く，成人では百日咳菌が増えにくいため，典型的な咳嗽を示さず軽症になるのではないかと推測されています．

B-7 マイコプラズマ感染症～診断法が進歩中～

こんな場合はマイコプラズマ感染症の合併を疑おう ≫≫

✦ 38℃以上の発熱，夜も眠れないほどの強い乾性咳嗽.
✦ 家族・学校・職場内で咳が流行っている.
✦ セフェム系，ペニシリン系抗菌薬がまったく効かない咳が続いている.

基本のエッセンス

- 学生～若年成人に多く，比較的元気に歩き回っている.
- 肺炎に至るのは 15%程度で，残りは上気道炎，気管支炎を起こす.
- マクロライド耐性マイコプラズマは減少してきている.
- 喘息，COPD 患者では，マイコプラズマ感染後，咳が長引く傾向がある.

診断のポイント

- 咽頭拭い液を用いた，イムノクロマト法を用いた菌検出迅速キットが進歩（感度がやや低い）.
- ペア血清を用いた PA 法で，抗体価の 4 倍以上の上昇があるかを確認する（時間がかかり初期診断に不向き）.
- 病院入院症例では LAMP 法，PCR での咽頭拭い液からの菌の同定を行う.
- PCR で，外来中約 40 分でマクロライド耐性菌が判明する検査キット「スマートジーン®Myco」が登場した.

治療のポイント

- マクロライド系抗菌薬が第一選択である.
- マクロライド耐性菌では，8 歳以上～成人ではミノサイクリン，ニューキノロン系抗菌薬を投与し，8 歳未満の小児ではトスフロキサシンへの投与を考慮する.
- 低酸素血症を伴う重症例にはステロイド薬の全身投与を考慮する.

喘息，COPD，ACO にマイコプラズマ感染が加わると，咳嗽が長引きますので，増悪の原因がマイコプラズマ感染であるか否かを迅速に診断することが重要です．

① まずガイドラインに基づく鑑別が基本

Mycoplasma pneumoniae による呼吸器感染症は乾性咳嗽，38℃ 以上の発熱を主体とした上気道炎・気管支炎であり，肺炎に至るのは 15％で，潜伏期間は 1〜2 週です．胸部 X 線像で，肺炎の所見がなくても，気管支壁の肥厚像（気管支肺動脈周囲間質の炎症）や，小葉中心性粒状陰影（細気管支病変）などの所見が観察されます．小集団感染しやすいので，患者さんの周りの状況についての問診は必須です．

プライマリ・ケアでの診断には，日本呼吸器学会『成人市中肺炎診療ガイドライン』の「細菌性肺炎と非定型肺炎の鑑別」が有用です．すなわち，① 60 歳以下，②基礎疾患がないか軽微，③頑固な咳嗽，④胸部聴診上所見が乏しく，⑤痰がないかあるいはグラム染色で原因菌が証明されない，⑥白血球が 1 万未満，の 6 項目中 4 項目を満たすものが 70〜80％の感度であるとされており，現在でも診断に有効な手段の一つです．

② 進歩する迅速診断

これまでの診断のゴールデンスタンダードである血清診断では微粒子凝集法（PA 法）が用いられ，ペア血清で抗体価の 4 倍以上の上昇が必要です．菌の遺伝子増幅法として，咽頭拭い液を用い，約 3 時間で判定可能な loop-mediated isothermal amplification（LAMP）法を用いた菌の遺伝子診断が保険適用になっています．約 15 分で判定可能なイムノクロマト法を用いた簡易菌体蛋白検出法のキットも多く発売されています．**表 1** に当院で実際

表1 医大前南4条内科で使用しているマイコプラズマ迅速診断キットの比較

製品名	クイックナビ マイコプラズマ	リボテスト マイコプラズマ	富士ドライケム IMMUNO AG カートリッジ Myco クイックチェイサー Auto Myco
販売／製造	大塚製薬・デンカ生研	富士レビオ・極東製薬／旭化成ファーマ	富士フィルム／ミズホメディー
判定時間	滴加〜15分	15分	15分
デバイス外観			
遺伝子増幅法との比較	【LAMP法】 陽性一致率：81.7% （49/60） 陰性一致率：100% （105/105） 全体一致率：93.3% （154/165）	【PCR】 感度：57.6% （19/33） 特異度：91.6% （131/143） 陽性陰性一致率： 85.2%（150/176）	【LAMP法】 陽性一致率：87.5% （63/72） 陰性一致率：100.0% （98/98） 全体一致率：94.7% （161/170）

使用しているキットの一部を提示します．特異度はともに90％以上と良好ですが感度が約60〜70％と低く，LAMP法よりも検出限界が鈍いです．検体採集前に十分咳嗽をさせた後に咽頭後壁の口蓋下垂の裏を引っ掻くように綿棒をこすることが重要です．

マクロライド耐性マイコプラズマ感染症かどうかの診断法

　マクロライド耐性菌は，23SリボソームRNAのpeptidyl-transferaseドメインVの1ヵ所の点変異で2,063番目のアデニンがグアニンに置換（A2063G）されたものが最も多く報告されています．耐性菌の割合は2011年には入院例の80％台にまで増加し問題となりましたが，2016年以降40〜50％台に低下してきました．マクロライド耐性マイコプラズマ感染症の早期診断に，咽頭拭い液を高価な全自動遺伝子解析装置（PCR）にかけると，約60分でマクロライド耐性菌か否かの判定が出てきます．この測定装置とほぼ同じ機能

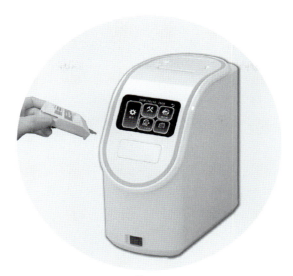

図13 スマートジーン®Myco のカセットと測定器

を持ち，プライマリ・ケアでも購入できる安価で小型の，遺伝子 POCT 検査用としてのマイコプラズマ核酸検出キット（PCR）が 2018 年に国内で製造販売されました．カートリッジを測定機器に入れてから約 40 分で，PCR にてマクロライド耐性菌か否かの結果が出るという優れものです．POCT とは Point of Care Testing の略で，診察室，病棟および外来など，患者さんに近い医療現場での検査のことを指します．ミズホメディーからの「**スマートジーン®Myco**」**はその一つ**です（図 13）．これを用いると，初診日に 40 分以内でマクロライド耐性菌か否かがプライマリ・ケアでも判定できるようになるはずです．

④ マクロライド系抗菌薬が第一選択

第一選択薬のマクロライド系抗菌薬で治療するか，第二選択薬（8 歳〜成人：テトラサイクリン系・ニューキノロン系抗菌薬，8 歳未満の小児：トス

フロキサシン）のどちらで治療するのがベストであるかを判断できる時代となってきました[14]．一方，咳嗽はコデインでないとなかなか止まりません．

| B-8 | 心因性咳嗽 |

こんな場合は心因性咳嗽を疑おう　》》

- ✦ 睡眠中や好きなことに集中しているときには咳嗽は消失する.
- ✦ 鎮咳薬，ICS/LABA 配合剤の効果がまったくない.
- ✦ 犬が吠えるような（barking）耳障りな咳嗽で，人前，周囲の注目で強くなる.
- ✦ 咳嗽を介して，何かを訴えている感じがする.

基本のエッセンス

- すべての器質的な疾患を除外した上で診断する.
- 咳嗽により副次的な利益が患者にもたらされている.
- 喘息・COPD・ACO に心因性咳嗽を合併する確率は低い.

診断のポイント

- 睡眠中，好きなことに集中しているときは消失する.
- 咳嗽が強いわりには，元気である.
- 成人では喘息にアレルギー性鼻炎を合併することが多く，就寝後も咳嗽が出ることがある.

治療のポイント

- 成人では抗不安薬，抗うつ薬を投与する.
- 小児では親に心因性の原因を聴き，臨床心理士によるカウンセリングを行う.

第 4 章　治療をしていても咳が止まらない……どうする？

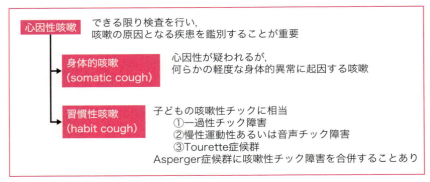

図14 心因性咳嗽の考え方
(田中裕士:プライマリ・ケアの現場でもう困らない！ 止まらない"せき"の診かた，南江堂，東京，p146, 2016 より作成)

 咳嗽で副次的な利益を受けている？！

　慢性咳嗽中の約5％で遭遇し，器質的な疾患をすべて「除外診断」した後に診断します．心因性咳嗽には咳嗽の原因となる軽度な疾患が存在していることが多く，その症状が心因性の機序で増幅されているというふうに捉えています．米国では心因性咳嗽（psychogenic cough）を身体的咳嗽（somatic cough）と習慣性咳嗽（habit cough）の2つに分ける動きがあり（図14）[15]，広義の鎮咳薬はほとんど効果がないのが特徴です．

　小児の場合は，喘息との鑑別の中で咳は睡眠中に消失，休日中に減少する乾性咳嗽が多く，犬が吠えるような警笛のような大きな声の咳嗽で，物事に集中しているときには消失しています．成人の場合，必ずしも睡眠中に咳嗽が消失するとは限らないですが，**咳嗽により副次的な利益が患者にもたらされていることが特徴**です．例えば，学校では授業をさぼれて保健室に行ける，職場では仕事をさぼれて家に帰れるなどです．**咳嗽で何かを訴えているという感じがしたら心因性を疑いましょう**．本人には重篤感がなく，はつらつとしており疲労感が見られないというのが印象[16,17]です．治療は臨床心理士による心理療法やカウンセリングが一番です．プライマリ・ケアでは投薬を行

いますが，成人では抗不安薬，抗うつ薬の投与，小児では抑肝散などで対応しています．本疾患については姉妹書『止まらない"せき"の診かた』[15] を参照にしていただければ幸いです．

B-9 Cough hypersensitivity syndrome（CHS）

こんな場合は CHS を疑おう ≫

✦ 考えられる咳嗽疾患の最大治療を行っても咳嗽の消失が長期間得られない.

基本のエッセンス

- 咳嗽の原因の種類には関係なく，あらゆる咳嗽の治療に抵抗性の咳嗽.
- 神経細胞上の咳受容体亢進が原因と推測されているが不明な点が多い.
- 病名ではなく病態を表しており，すべての国で認められている概念ではない.
- 保険適用の治療はなく，臨床研究として神経因性疼痛に有効な薬が投薬されている.

診断のポイント

- 診断基準もなく，完全な除外診断が必要.
- 喘息，COPD，ACO の治療は継続するが，鑑別診断に時間がかかる.

　Cough hypersensitivity syndrome（CHS）は，考えられる咳嗽疾患の最大治療を行っても咳嗽の消失が得られない，従来からの原因疾患によらない，咳嗽共通の病態として咳過敏状態を示す病態として提唱されてきている概念です[18]. 「低レベルの温度，機械的，化学的刺激を契機に生ずる難治性の咳嗽を呈する臨床的症候群」と定義[19] されており，従来の咳嗽の原因疾患はトリガーに過ぎないという考えで，診断名というよりは病態を表しているようです. 詳細は不明ですが，TRPV1 などの知覚神経上にある受容体を介し

た神経過敏や中枢神経系が関与しているとの推測がありますが，不明な点が多いようです．咽喉頭部のアレルギーと関係があるような記載がありますが，アミトリプチン（トリプタノール®），ガバペンチン（ガバペン®），プレガバリン（リリカ®）など中枢神経系疾患薬が有効とされています．整形外科で処方されたリリカ®で疼痛とともに咳嗽も軽減した例など，効果のあった例を経験していますが，まったく効果のなかった例も多く，個人的にはATP受容体であるP2X3（イオンチャンネル内蔵型受容体）受容体拮抗薬など，神経に直接作用する末梢性鎮咳薬の臨床の場での早い使用に期待しています．

🍀 文 献

1) Peters SP, et al：Predictors of response to tiotropium versus salmeterol in adults with asthma. J Allergy Clin Immmunol **132**：1068-1074, 2013

2) Kistemaker LE, et al：Muscarinic M3 receptors contribute to allergen-induced airway remodeling in mice. Am J Respir Cell Mol Biol **50**：690-698, 2014

3) Fukumitsu K, et al：Tiotropium attenuates refractory cough and capsaicin cough reflex sensitivity in patients with asthma. JACI in Pract **6**：1613-1620, 2018

4) Blais CM, et al：Duration of bronchoprotection of the long-acting muscarinic antagonists tiotropium & glycopyrronium against methacholine-induced bronchoconstriction in mild asthmatics. Respir Med **118**：96-101, 2016

5) Kamin W, et al：A handling study to assess use of the Respimat® soft mist™ inhaler in children under 5 years old. J Aerosol Med Pulm Drug Delivery **28**：372-381, 2015)

6) Ohta K, et al：Prevalence and impact of rhinitis in asthma. SACRA, a cross-sectional nation-wide study in Japan. Allergy **66**：1287-1295, 2011

7) Suzuki K, et al：Respiratory symptoms and cigarette smoking in 3197 pulmonologist-based asthmatic patients with a highly prevalent use of inhaled corticosteroid. J Asthma **40**：243-250, 2003

8) 藤枝重治ほか：好酸球性副鼻腔炎の診断基準：JESREC Study. 日鼻誌 **53**：75-76, 2014

9) 高田和外ほか：Fスケール質問票を用いた胃食道逆流症の評価とCOPDとの関連性の検討．日呼吸会誌 **48**：644-648, 2010

10) 草野元康：問診—QUESTおよびFスケール—．日本臨床 **65**：846-851, 2007

11) 日本職業・環境アレルギー学会：職業性アレルギー疾患診療ガイドライン2016，協和企画，東京，2016

12) Crowcroft NS, et al：Recent developments in pertussis. Lancet **367**：1926-1936, 2006

13) Hewlet EL, et al：Clinical practice. Pertusis-not just for kids. N Engl J Med

352：1215-1222, 2005

14）田中裕士ほか：感染性咳嗽〜アレルギー性の咳との合併や見分け方も含めて〜．免疫・アレルギー **25**：509-517, 2018

15）田中裕士：プライマリ・ケアの現場でもう困らない！ 止まらない"せき"の診かた，南江堂，東京，p137-146, 2016

16）Vertigan AE, et al：Somatic cough syndrome（previously referred to as psychogenic cough）and Tic cough（previously referred to as habit cough）in Adults and Children：Chest Guideline and Expert Panel Report. Chest **148**：24-31, 2015

17）Irwin RS, et al：Habit cough, tic cough, and psychogenic cough in adult and pediatric populations：ACCP evidence- based clinical practice guideline. Chest **129**：174S-179S, 2006

18）Morice AH, et al：Cough hypersensitivity syndrome：a distinct clinical entity. Lung **189**：70-73, 2011

19）Morice AH, et al：Expert opinion on the cough hypersensitivity syndrome in respiratory medicine. Eur Respir J **44**：1132-1148, 2014

第 5 章 | 大発作になりやすい危険な患者（急性増悪）に注意！

A | 喘息・COPD の急性増悪時の対応の基本

基本のエッセンス

- 喘息発作で苦しいが横になれる場合は小発作，横になれない場合は中発作，会話困難な場合は大発作．
- 喘息および COPD の増悪の最も多い原因は感染症である．

診断のポイント

- 喘息重症発作では聴診で wheezes が聴取されない．
- 喘息発作で異常な呼吸困難，頸部〜背部痛，咳嗽のある場合には air leak 症候群，気胸，無気肺を疑い胸部 X 線で確認する．
- COPD の増悪診断には，①食欲低下と倦怠感，②低酸素血症を伴う気道感染症の 2 つが重要となる．

治療のポイント

- 喘息発作急性時には，SABA（短時間作用性 β_2 刺激薬）吸入，ステロイド薬点滴，ボスミン®皮下注，テオフィリン薬点滴，酸素投与，抗コリン薬吸入を考慮する．
- COPD 増悪時の薬物療法は ABC アプローチ（抗菌薬：Antibiotics, 気管支拡張薬：Bronchodilator, ステロイド薬：Corticosteroids）．

① 喘息の急性増悪の考え方

　喘息発作の原因の多くは，感冒，気候の変化，原因抗原の吸入，ストレスなどですが，症状はほぼ同様であり，治療対応は共通です．プライマリ・ケアでは中〜小発作が主体で，救急車で運ばれるような大発作はめったにありません．**中発作で来院しても，治療中に大発作になって救急搬送が必要となることもあります**ので症状の変化に気をつけることが大切です．

　発作の重症度を以下にまとめます．

① 小発作：息苦しいが横になれる，SpO_2（経皮的動脈血酸素飽和度）が96％以上，喘鳴が聴こえる
② 中発作：息苦しくて横になれない，SpO_2が91〜95％，喘鳴が聴こえる
③ 大発作：息苦しくて動けず話もできない，SpO_2が90％以下，喘鳴が減弱

　大発作では，気道に喀痰が詰まった場合には喘鳴が弱いか，まったく聴取できず，気道を拡張させる治療を行って初めて喘鳴が聴取されることがあります．発作時には，気道狭窄により局所的な気道・肺胞内圧の上昇を起こし，気道から間質や胸腔へ空気が漏れ出て，縦郭気腫，頸部の皮下気腫，そしてまれに気胸を起こします（air leak 症候群）．異常な呼吸困難，胸痛，背部痛，咳嗽があり，縦郭気腫は Hamman's sign（心収縮期に聴取される音），皮下気腫では触診での握雪感や圧痛，気胸では呼吸音の低下が見られます．胸部 X 線での確認が必要で，縦郭気腫の場合には縦郭内の臓器に沿った多数の線状のガス像が見られます．治療は，喘息発作が改善すると消失することがほとんどです．

② 喘息の急性増悪時の治療

まず患者さんのバイタル測定後，以下の a〜f の順で判断します．

a. 酸素投与

酸素投与が必要か否かをまず判断します．COPD の場合と異なり，喘息発作では $PaCO_2$ が上昇するⅡ型呼吸不全は少ないので，SpO_2 が 95％以下の場合には，まず O_2 を鼻カニューレ 1 L/分で投与開始して，**最終的に SpO_2 が 95％以上となるように調節**します．

b. SABAの吸入（サルタノール®インヘラー®またはメプチン®スイングヘラー®）

患者さんの判断により家庭で最初の 1 時間は 20 分ごとに 1 回 2 吸入で 3 回吸入していることが多く，過剰吸入の恐れがある場合には吸入は後回しにします．ベネトリン®使用の場合には，ベネトリン® 0.3〜0.5 mL＋生食 2.0 mL を 1 時間ごとに吸入しても構いません．ここで注意が必要なのは，**SABA で頻脈や動悸といった副作用の強い症例ではかえって症状が悪化することもあり**，ベネトリン®量を 0.3 mL に減量するか，効果発現に少し時間がかかりますが SAMA（短時間作用性抗コリン薬）であるアトロベント® 2 吸入で代用します．一方，この吸入液内には気道を刺激し，喘息を増悪させる可能性のあるビソルボン®吸入液は添加しないでください．

c. ステロイド薬の投与

小発作で点滴する時間のない患者さんにはプレドニン® 15〜30 mg/1×朝を約 5 日間処方して帰宅してもらいます．**中発作以上では，ソル・メドロール®（ソル・メルコート®）40〜125 mg を生食 100 mL に溶解して 30 分で点

滴します．しかし，ソル・メドロール®の点滴でショックなど状態が悪化する傾向が見られた場合にはアスピリン喘息（AERD）が疑わしいので，直ちにソル・メドロール®の点滴を外し，リンデロン®4〜8 mg＋生食 100 mL またはデカドロン®3.3〜6.6 mg＋生食 100 mL に変更します．その副作用の影響を最小限度に留めるため，静注ではなく点滴投与を行います．また，リンデロン®，デカドロン®でも添加物によるアレルギーが起こることがまれにありますのでそれも注意が必要です．

アスピリン喘息ではコハク酸エステル製剤に過敏性があるので，サクシゾン®，ソル・コーテフ®，ソル・メドロール®，水溶性プレドニン®を避け，リン酸エステル型製剤であるリンデロン®，デカドロン®を使用します．プライマリ・ケアにてその後外来で治療する場合には，連日の点滴となり，症状改善とともにステロイド薬を減量しますが，中発作以上で来院が不可能な場合には，糖尿病合併の有無を考慮して，プレドニン®20〜30 mg/1×朝を約 5 日間投与します．

d ボスミン®（エピネフリン）の皮下注

中〜大発作で点滴のルートが間に合わないときや，上記の治療で改善しない場合に行います．高血圧の合併の有無と内服状況を確認し，血圧が 160 mmHg 以下であること確認し，ボスミン®0.1〜0.3 mL を 20〜30 分間隔で皮下注しますが，脈拍が 130/分以下に保つようにモニターしながら行います．

e テオフィリン薬の点滴

β_2 刺激薬より気管支拡張作用は弱くかつ安全域が狭いことから，全例に必要ではありません．さらに，点滴中に頭痛，悪心・嘔吐，頻脈，不整脈，ときにアナフィラキシーショックなどを起こすこともあるため，注意が必要です．

内服薬でテオドール®などのテオフィリン薬徐放剤を内服していない症例では，アミノフィリンである**ネオフィリン®10 mL（1A）＋ソルデム®3A 200 mLを1時間〜1時間30分かけて点滴**しています．ネオフィリン®10 mLを点滴で1時間かけて投薬すると，テオフィリン血中濃度が約8 μg/dL上昇するという報告があり，当院では前記のように投与しています．

　テオフィリン薬徐放剤がすでに投与されている症例では，過剰投与となる可能性があり，ネオフィリン®を半分かそれ以下にし，できたら血中濃度が8〜20 μg/dL内となるようにモニターして点滴を行うことが必要です．筆者は一度，この**ネオフィリン®の点滴開始10分以内に血圧低下をきたした中年女性の症例を経験しており，ボスミン®皮下注，ソル・メドロール®の大量点滴で回復**しました．

f　呼吸リハビリテーション

　上述の気管支拡張治療を行ったにも関わらず胸元喘鳴がひどい症例では，呼吸リハビリテーション，例えばスクイージングを30分程度行うと，喀痰が大量に出て劇的に改善する例もあります．

g　緊急入院

　a〜fの治療で改善が不十分な場合，特に**少し歩いてSpO₂が90％を切る場合，呼吸筋疲労が強い場合**は緊急の入院が必要です．専門医の勤務時間を見て，受け入れに余裕のある時間内に連絡を取り，連携病院や救急当番病院へ紹介することが大切です．

表1　COPD 増悪の初期症状と簡易検査

1. 食欲の低下と全身倦怠感：咳嗽や発熱を伴わないことが多い
2. いつもよりも労作時の息切れが強い
3. いつもより SpO_2 が低下している

 COPD の急性増悪の考え方

　COPD の増悪の定義は，"息切れの増加，咳や痰の増加，胸部不快感・違和感の出現あるいは増強などを認め，安定期の治療の変更が必要となる状態をいう．ただし，他疾患（心不全，気胸，肺血栓塞栓症など）の先行の場合を除く．症状の出現は急激のみならず緩徐の場合もある"と，大変あいまいなものです．COPD の急性増悪は予防することが一番ですが，初期のサインを見落とさないことが重要です．

　急性増悪のほとんどは気道感染症，大気・室内汚染物質，アレルゲン物質の吸入がきっかけとなっています．また，約3割では増悪の原因が同定できないと報告されています[1]．軽症な COPD 増悪を含めると，その 50～70％は医師に報告されていないという発表もあります．**禁煙，肺炎球菌ワクチン，インフルエンザワクチン，手洗いとうがいは基本**です．例えば鼻かぜのウイルスであるライノウイルス感染症では，ウイルスは上気道のみでなく，約3割の患者さんでは肺の奥にも到達して軽い肺炎を起こすことがあり，COPDの増悪に関与します．また，PM2.5（微小粒子状物質）も肺の奥まで粒子が到達しますので，N95 マスクなどで予防します．そこで，症状や軽い検査で増悪を診断しなければなりません．**COPD は喘息と異なり，高齢者が多く，肺炎を合併しても咳や発熱がまったくなく，"食欲の低下と全身倦怠感のみ"の場合が結構多い**です．気腫病変の強い症例では胸部 X 線でも肺炎が検出できず，細気管支炎は CT 像でもはっきり分からないことがあります．

　表1の3項目の有無を診察時に素早く確認し，**プライマリ・ケアでは胸部 X 線，心電図，血液検査（血算，CRP など）を行い，心不全との鑑別を行う**ことが推奨されています．

4 COPD の急性増悪時の治療

COPD 増悪時の薬物療法は，日本呼吸器学会の『COPD（慢性閉塞性肺疾患）診断と治療のためのガイドライン 2018（第 5 版）』にも書かれているように，ABC アプローチ（antibiotics, bronchodilator, corticosteroids）で，CO_2 ナルコーシスに注意して，少量からの酸素療法に尽きます．

a 気管支拡張薬（bronchodilator）

COPD 増悪時の呼吸困難に対して最初に行う治療は，SABA［pMDI（加圧式定量噴霧吸入）でもネブライザーでも可］で，心循環系（血圧や不整脈）に問題がなければ 30〜60 分ごとに使用します．また SABA が動悸や振戦のため使用できない場合には，効果は少し落ちますが SABA の代わりに SAMA を吸入します．しかし，喀痰が多い症例では，肺の奥まで吸入薬が届かず，繰り返し吸入しても，副作用ばかりが目立ち効果がほとんどない場合もあります．その場合には，長期管理薬を確認し，テオフィリン薬が投与されていない場合にはネオフィリン® 10 mL（1A）＋ソルデム® 3A 200 mL を 1 時間 30 分以上かけて点滴することも考慮します．その際，テオフィリン薬の副作用として初期には悪心，不整脈，低酸素血症の悪化などがありますので，その場合にはすぐに中止し，余裕があればテオフィリン血中濃度を測定し，安全な治療域である 5〜20 μg/dL であるか否かを確認してください．

b ステロイド薬（corticosteroids）

ステロイド薬の全身投与は，COPD 増悪の原因の有無に関わらず，呼吸機能と低酸素血症を改善し，早期再発率を低下させます．筆者が COPD にステロイド薬を投与する際に気をつけていることは，細菌感染を合併しているか否かです．ウイルス感染の場合には，感染による抗炎症効果以外に，免疫

過剰反応を抑制する意味で単独使用が可能ですが，細菌性肺炎や誤嚥性肺炎合併の場合には抗菌薬の同時投与を必須と考えて治療しています．

投与量は重症度により変化させますが，**平日の場合にはソル・メドロール® 40〜125 mg＋生食 100 mL，休日前と連休前には少し持続時間の長いリンデロン® 4〜8 mg やデカドロン® を 3.3〜6.6 mg＋生食 100 mL を点滴し，翌日外来に来れない場合には，プレドニン® 20〜30 mg/日を 3〜7 日間処方**します．

以前の日本呼吸器学会のガイドラインでは，プレドニゾロン 30〜40 mg/日を 10〜14 日間使用するのが 1 つの目安との記載がありましたが，2018 年版では 5 日間程度の短期投与でも効果は変わらないと追加記載されています．糖尿病合併，胃潰瘍発生なども考慮して筆者も少なめに投与しています．また ICS（吸入ステロイド薬）はかえって感染を悪化させる危険性があるため投与しません．

c 抗菌薬（antibiotics）

膿性喀痰が出るようだと診断が簡単ですが，多くの症例は喀痰が出ません．細菌性肺炎や気管支炎の合併が最も重要ですが，高齢者の場合には咳嗽や発熱が出ないことが多く，胸部 X 線や CT まで撮影できれば確実です．前述したように，"食欲の低下" を真っ先に聞くべきです．

抗菌薬を使用した場合の方が治療の成功率が高くなります．外来で初日に点滴する場合にはロセフィン®（セフトリアキソン）1 g または 2 g/日，またはクラビット®点滴液 500 mg/日を投与し，その後経口抗菌薬を原則 5〜7 日間，効果不十分の場合にはさらに追加します．比較的新しいニューキノロン系抗菌薬のジェニナック®，アベロックス®，グレースビット® は，急性肺炎での保険適用上 5〜7 日間の使用制限がかかっており，従来からのクラビット®やシプロキサン®などとは使用法の違いに注意する必要があります．

d. 酸素療法

SpO_2 が 90％未満の場合には酸素療法が適応です．目標値は SpO_2 90％以上ですが，SpO_2 を急に高くすると，Ⅱ型呼吸不全（PaO_2 が 60 Torr 以下で $PaCO_2$ が 45 Torr を超える）を呈する COPD 症例では，CO_2 ナルコーシスになる危険性もあります．**プライマリ・ケアでは，鼻カニューレで酸素投与する場合には 0.5 L/分から開始**し，血液ガス分析を行える二次医療機関への転院を考慮します．ちなみに，酸素流量が 1 L/分増加すると吸入気酸素濃度（FiO_2）は 4％ずつ上昇します．一方，ベンチュリーマスクを用いる場合には，低濃度（24％）の酸素から開始します．二次医療機関の救急外来では，酸素投与を徐々に増量し PaO_2 が 60 Torr 以上または SpO_2 が 90％以上になるように調節しますが，$PaCO_2$ が 45 Torr を超える上昇傾向がある場合には，30 分ごとに血液ガスを測定し $PaCO_2$ の動きに注意します．さらに呼吸回数が 25 回/分以上，pH 7.35 未満，$PaCO_2 > 45$ Torr，呼吸補助筋の使用，奇異性呼吸（abdominal paradox；横隔膜筋疲労のため，吸気時に正常では胸腹部が同時に開大するが，吸気時には腹壁が逆に陥凹する状態で，仰臥位で見られる）を伴う呼吸困難の場合には換気補助療法［noninvasive positive pressure ventilation（NPPV）が第一選択］を，十分なインフォームドコンセントを行い施行します．

第 5 章　大発作になりやすい危険な患者（急性増悪）に注意！

B | ACO での発作対応は何が違う？
～喘息・COPD 単独よりも急性増悪を起こしやすい～

🪔 基本のエッセンス

- ACO では，喘息と COPD の治療の両方を注意深く行わなければならない，治療・コントロールの難しい閉塞性換気障害を呈する．
- ACO は喘息単独または COPD 単独の場合よりも急性増悪しやすく，経過での呼吸機能低下も著しい．

📷 治療のポイント

- 無治療からの場合には，中用量 ICS/LABA 配合剤，または中用量 ICS ＋LAMA で開始する．
- 効果不十分の場合，副作用に注意しながら LAMA＋LABA＋ICS の 3 剤，または LAMA/LABA/ICS の 3 剤配合剤に変更し，改善したら 2 剤に減量する．
- ACO で喘息発作が頻発する場合，まだエビデンスはないが，奥の手としてゾレア®，ヌーカラ®，ファセンラ®を投与すると，呼吸困難には効果はないが，短期間喘息発作を抑えることができる．

① ACO は呼吸機能の低下が著しい

ACO は喘息と COPD の単なる合併であり，喘息や COPD 単独の場合と比較して，急性増悪が起こりやすく，呼吸機能がそのつど元に戻らないことから，一秒量（FEV1）の低下速度が速いことが問題です．

ACO での FEV1 の低下速度は一様ではないようです．Copenhagen City Heart Study における 18 年間のコホート研究[2]によると，40 歳以前の早期発症の喘息（early asthma onset）を合併している ACO の FEV1 の低下率は 27.3 mL/年で喘息群での 25.6 mL/年とは差はなく，中年・高齢発症の喘息

（late asthma onset）のACOの低下率は49.4 mL/年と高いことが発表されました．early asthma onsetの合併では，若い頃から度重なる発作により気道リモデリングが進行し，細気管支の壁が硬くなったため，COPDを合併しても細気管支が潰れないようになっているのかもしれません．特にlate asthma onsetのACOでの呼吸機能低下が最も予後が悪いと結論づけています．

急性増悪を防ぐ対策の指導がプライマリ・ケアのポイント

以上から，プライマリ・ケアにおいて最も大切なポイントは，急性増悪が起こらないように対策することであり，つまり原因となる因子の除去と言えます．すなわち，

- 感冒・インフルエンザ・肺炎の予防．
- 寒暖差による自律神経の攪乱を避ける．
- ストレスの除去を行いながら，吸入薬を定期的に指導する．

ことに尽きます．

具体的には，インフルエンザワクチンや肺炎球菌ワクチンの接種や，身近に感冒を発生した人がいる場合に，N95の排気弁付きマスク［例えば，ハイラックかからんぞ（興研）］を装着し感冒予防に努めるといった対策の指導が必要でしょう．なぜN95かと思われる方も多いでしょう．厳密にはN95でなくてもインフルエンザの場合は良いのですが，本当にこれまでの普通のマスクで感染が阻止されていると思われますか？ この"ハイラックかからんぞ"は漏れが極端に少ないN95マスクで，排気弁がついているところが有利なのです．通常のN95マスクでは呼吸が苦しく外してしまうことがあるのが欠点です．インフルエンザに限らず，少量のウイルスで感染するノロウイルス，結核菌など，どの人がどの病原体をもっているか分かりません．プライマリ・ケアで診るのはインフルエンザの患者さんのみではないので，

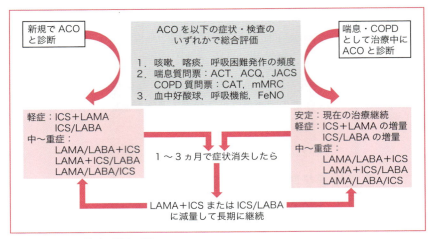

図1 ACOの治療手順の例

常に多種類の病原体に対して対応すべきであり，待合室で待っている患者さんにもそれは当てはまると考えています．逆に，感冒にかかった場合にも，N95の吸気弁付きマスク［ハイラックうつさんぞ（興研）］を装着すると，狭い空間内で周囲への感冒の伝搬を防げます（特に，冬の季節は受験生への感染も防げますね）．マスクがない場合は，30分に一度水でうがいすることで，喉の渇きを防ぎ，扁桃腺，鼻腔・咽喉頭へのウイルスの侵入を防ぐとされています．

そのほか，喘息発作の予防のため，アレルギーの原因を病歴や特異的IgE抗体価，皮内テストで明らかにし，それぞれのアレルゲン排除のための環境整備が必要です．以上のように，**ACOは細心の注意を払う高い医療レベルを必要とし，日常診療での指導項目が最も多い閉塞性換気障害を呈する肺疾患**です．

③ 発作が起きた場合はまずステロイド薬の全身投与

日本呼吸器学会による「ACOの治療方針」[3]を考慮し，著者が変更を加え

て，より実践的に書き換えたものを 図1 に示します．病態からは ICS，LABA，LAMA の吸入薬が効果があります．発作が起きた場合は喘息や COPD の場合と同じくステロイド薬の全身投与が必要です．

　ただし，いきなり3剤配合剤は薬剤の副作用の有無を確認するためにも使用しません．まずは ICS/LABA の2剤配合剤，または ICS と LAMA を投与します．喘息を合併していることから，発作予防のために ICS は必ず入れたいところです．それでも効果不十分な場合には，ICS/LABA 配合剤に LAMA を加えるか，LABA+LAMA に ICS を加えるかのいずれかでしたが，これら3剤の配合剤が使用できるようになります．しかし，当面保険診療上は COPD にのみ適応となりそうです（喘息への適応については治験中）．そしてしばらくして，**安定してきたらまた2剤に減量し，急性増悪後にはまた3剤に戻す**ように吸入薬を変更する必要があります．また，**一時的な呼吸困難には SABA の吸入薬をあらかじめ処方しておく**必要があります．**ACO で喘息発作が頻発している症例では，ゾレア®，ヌーカラ®，ファセンラ®などの生物学的製剤が喘息症状を改善する**場合があり，奥の手としてエビデンスのない選択肢の一つに考えておいてください．ただし，COPD の病態にはまったく効果はありませんので，呼吸困難は改善せず，また経過で呼吸機能は悪化します．一般的には ACO にはゾレア®，ヌーカラ®，ファセンラ®は効果なしということになっています（喘息への生物学的製剤の使用については ☞「第6章-A．重症喘息への生物学的製剤の使い分け」参照）．

　症状の安定性は，QOL 質問票や息切れスコア，末梢血好酸球数，施設によっては呼吸機能検査，呼気中一酸化窒素濃度（FeNO）で評価します．プライマリ・ケアでは外来の待ち時間に行う簡単な質問票として，喘息用の Asthma Control Test（ACT），Asthma Control Questionnaire（ACQ），Japan Asthma Control Survey（JACS）質問票や，COPD 用の COPD Assessment Test（CAT）質問票，修正 MRC（mMRC）質問票を用いると良いと思います（☞「第2章．各種検査をどう活かす？」参照）．

C 喘息大発作による低酸素血症で緊急入院しやすい患者像とは？

基本のエッセンス

- 軽症，中等症，重症に関係なく喘息大発作が起こる．
- 喘息増悪発現から入院までの期間により 3 つのクラスターに分類する．
- ライノウイルス感染で喘息が悪化しやすい患者がいる？

治療のポイント

- 増悪抑制のための修正可能なリスク因子の治療を行う．

喘息発作を起こしやすい患者さんの外因性要因として，これまでに発表されているもの[4] を 4 つにまとめると，

① 喫煙・受動喫煙
② ICS や ICS/LABA 配合剤などの吸入薬の低アドヒアランス
③ 合併症 [好酸球性副鼻腔炎，肥満，胃食道逆流症（GERD）]
④ 心因性（うつ，不安神経症など）

です．分かっているけれども，なかなか克服できないのが現状と思います．

また，本邦における研究[5] で，**喘息大発作で緊急入院する患者さんの平常時の重症度を見ると，軽症が 50％，中等症が 25％，そして重症が残り25％**となっています．つまり，プライマリ・ケアでは，重症喘息発作による緊急入院は重症度のみが要因ではなく，上記に示したような別の要因によることにも注意が必要です．

表2 喘息大発作入院症例の発作経過から見たクラスター分類とその対処法

	発作経過	特徴	指導方法
クラスターA	48時間前まで症状なく突然大発作になる (rapid exacerbator)	・やせ型（BMI＜18.5），若年中年，喫煙者が多い ・普段，症状はほとんどない ・うつが多い ・犬，猫を飼育し，冷気，気候の変動で悪化 ・ICSのアドヒアランスは悪く，中止がきっかけで悪化 ・呼吸困難感：正常	・禁煙 ・ICSアドヒアランス向上 ・心因性の治療 ・住居環境改善
クラスターB	6日前から徐々に症状悪化して大発作となる (fairly-rapid exacerbator)	・やや高年，脂質異常症患者が多い ・ICSの定期使用は比較的良好 ・大発作入院時でも半数は中発作以下の症状 ・呼吸困難感：低下	ピークフローメーターなど客観的指標必要
クラスターC	2週間前から症状あり，10日前からずっと中発作が続き，12時間前から急に大発作となる (slow exacerbator)	・中高年，喫煙者がやや多い ・喘息症状が頻発しているが我慢している ・ICSのアドヒアランスは悪い ・呼吸困難感：過敏	・禁煙 ・ICSアドヒアランス向上 ・生物学的製剤 ・気管支熱形成術

（Tanaka H, et al：Identification of patterns of factors preceding severe or life-threatening asthma exacerbation in a nationwide study. Allergy 73：1110-1118, 2018 より作成）

3つのクラスター別に対応する

　そこで筆者らは，国立病院機構相模原病院および札幌医科大学附属病院を含めた全国19施設と共同で，IAA研究会の1事業として喘息大発作入院の患者調査を行いました[5,6]．登録症例は，喘息大発作でSpO_2が90 Torr未満となり救急外来を受診してそのまま入院となった190名の喘息患者さんです．入院の背景について詳細に検討しました．入院までの2週間の期間の喘息症状を経時的にvisual analog scale（VAS）で表し，軽発作症状（0〜3.3 cm），中発作症状（3.3〜6.6 cm），大発作症状（6.6〜10 cm）を目安に全員に記載してもらい，この経時的変化をもとにクラスター解析を行いました．その結果として，表2に示すように3つの特徴的なクラスターが同定されました．

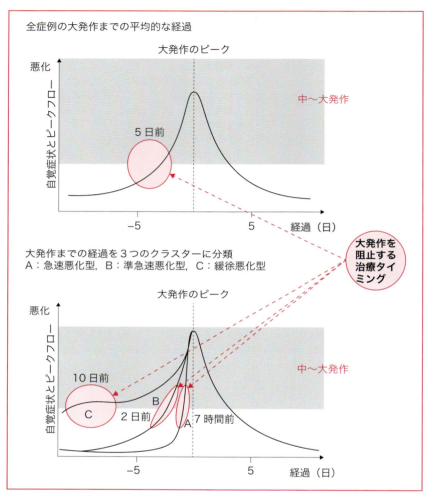

図2 喘息大発作までの経過の解析
(Tanaka H, et al：Identification of patterns of factors preceding severe or life-threatening asthma exacerbation in a nationwide study. Allergy **73**：1110-1118, 2018／Tattersfield AE, et al：Exacerbations of asthma：a descriptive study of 425 severe exacerbations. The FACET International Study Group. Am J Respir Crit Med **160**：594-599, 1999 より作成)

　このように，喘息大発作を起こしやすい患者さんへの個別対応の違いが明らかになると，患者指導も各クラスターで異なってきます．

　図2（上）の概念図に示すように，全員の平均値で見ると，大発作5〜6日前から徐々に症状が悪化するため，一様にこの時期に吸入薬を増やすなど

の治療介入が必要ということになります．この傾向は過去の同様の報告[7]と類似のパターンで，5～7日前から徐々にピークフローと症状の悪化があるとされていました．しかし，実臨床では**図2**（下）に示すように**3つのクラスターでは治療介入時期が異なる**と思います．

① クラスターA：やせ型で，常に喘息増悪を起こしやすい喫煙，ペット飼育の環境にありながら，症状がないときには治療薬吸入をさぼっているために，常に気道に炎症が存在していて，発作が起こるとあっという間に悪化するタイプです．うつ状態にある症例も多く，吸入薬のアドヒアランスは悪いです．対応としてはうつ治療や禁煙のほか，慢性気道炎症であることを理解してもらってアドヒアランスを向上させることが重要と思います．

② クラスターB：比較的吸入薬のアドヒアランスは良いですが，呼吸困難感のセンサーが鈍くなっているため，低酸素血症になっているにも関わらず，症状が悪化していることに気づかないタイプです．対応として，ピークフローメーター，FeNOなどの客観的指標を頼りに薬剤増量のタイミングを図るアクションプランを立てることが重要と思います．

③ クラスターC：小～中発作状態が日常から持続しており，吸入薬があまり効果を示していないためさぼり気味で，隠れ喫煙者が多く，呼吸困難と感じることに敏感となっているものの，さほど低酸素にはなっていないタイプです．アドヒアランスの向上と禁煙も大事ですが，吸入ステロイド薬が効きづらいという機序も考えられるため，新規の抗Th2炎症作用のある生物学的製剤や気管支熱形成術（気管支サーモプラスティ）が適応かと思います．

喘息増悪の外因性要因へのアプローチ

　本項の冒頭に喘息発作を起こしやすい外因性要因を4つ挙げました．それらへの介入は当然ですが，

① 禁煙指導
② ICS，ICS/LABA 配合剤のアドヒアランス向上
③ 上気道感染症の予防
④ 心因性因子の除去

となります．
　①に関しては，禁煙外来を利用していただくのが最も良いと思います．また，②吸入薬のアドヒアランスの低下を阻止するのは難しいですが，その原因の一つとして，吸入薬の副作用のため，ついつい吸入したくなくなるケースが多く見られます．特に嗄声です．カラオケに行っても声が出ない，声を使う仕事なので困る，歌手なので高音部が出なくて困るなど結構多いです．嗄声は吸入薬の宿命でしょうか．DPI 製剤では比較的多く，**アズマネックス®が最も少ない印象**です．またスプレー式の pMDI 製剤では，**オルベスコ®が最も少ない印象**ですが，他の pMDI 製剤やソフトミスト製剤（スピリーバ®など）でもエアロチャンバーなどのスペーサーを使用すると嗄声が少なくなることがありますので一度試してみてはいかがでしょうか．

D | COPD, ACO で急性増悪を起こしやすい患者像は？

🛁 基本のエッセンス

- COPD では，毎年急性増悪を起こしやすい患者群と，急性増悪を起こしにくい患者群に分けられる．
- COPD で FEV1 が 100 mL 改善すると，増悪リスクが 21％減少するというメタ解析の結果がある．
- ACO の中でも喘息発作を頻回に起こす症例は，喘息を合併していても発作がほとんどない症例よりも予後が悪い．
- ACO の重症度分類は，喘息の重症度と COPD の病期が一致しない場合は，より重症度の高い，あるいはより病期が進行している方を採用する．

🧰 治療のポイント

- COPD で 1 年に 2 回以上急性増悪を起こす患者の治療は強力に行い，管理を厳重にすべきである．

① COPD の急性増悪は過去の増悪歴の有無がポイント

　COPD の急性増悪は呼吸機能の悪化速度を速め，**"一度急性増悪を起こすと二度と増悪前の呼吸機能にまでは戻らない"** と考えて患者指導に当たっています．**2017 年のメタ解析では，治療により拡張薬投与前の FEV1 が 100 mL 改善すると，増悪リスクが 21％減少するという報告**[8] が出ました．患者さんの治療へのモチベーションを上げるのに良い解析結果だと思います．ただ，COPD 患者さんでの急性増悪は，本邦では諸外国と比較して少ない傾向があります．ECLIPS 研究[9] での 3 年間の COPD の追跡調査（**図 3**）では，1，2 年目に年間 2 回以上急性増悪を起こした患者群では，3 年目でも

第 5 章　大発作になりやすい危険な患者（急性増悪）に注意！　183

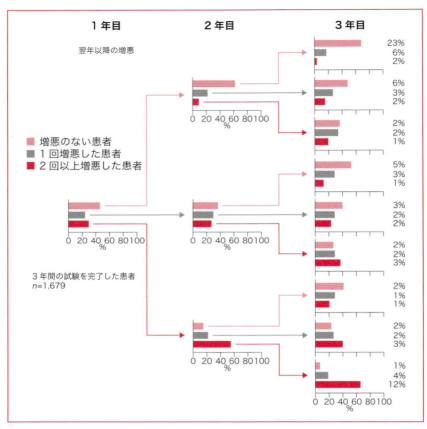

図3 増悪歴は増悪の予測因子
3年間にわたり患者2,138名における増悪発現頻度を解析.
(Hurst JR, et al：Susceptibility to exacerbation in chronic obstructive pulmonary disease. N Engl J Med **363**：1128-1138, 2010 より作成)

71%で年間2回以上の急性増悪を起こしています．また，逆に1, 2年目でまったく急性増悪を起こしていない患者群では，3年目でも74%で急性増悪を起こしていませんでした．このように，COPDで急性増悪しやすい患者さんは増悪歴があります[9]．急性増悪を起こしやすい患者さんのクラスターがあることは間違いありません．そして，COPDの治療薬治験対象となるのもこの患者群です．したがって，COPD患者さんには，最近1年間に何回急性増悪があるか，点滴や抗菌薬，ステロイド薬による治療を医療機関で受け

表3 ACOの重症度分類

ACO重症度	喘息重症度分類	COPD病期分類
グレード1	軽症間欠型 軽症持続型	Ⅰ期（%FEV1≧80%）
グレード2	中等症持続型	Ⅱ期（50%≦%FEV1＜80%）
グレード3	重症持続型	Ⅲ期（30%≦%FEV1＜50%）
グレード4	最重症持続型	Ⅳ期（%FEV1＜30%）

(日本呼吸器学会：喘息とCOPDのオーバーラップ診断と治療の手引き2018, メディカルビュー社, 東京, p84, 2017 より許諾を得て転載)

たかどうかを問診することが大切です．もし1年に2回以上増悪するようなら，今後も頻回に急性増悪を起こす可能性があります．

ACOの重症度分類では表3に示したように重症度をグレード1から4に分類しますが[3]，その際，喘息の重症度とCOPDの病期が一致しない場合は，より重症度の高い（あるいはより病期が進行した）方を採用します．例えば，喘息が中等症持続型でCOPD病期がⅢ期であれば，ACOの重症度はグレード3になります．

COPDの急性増悪パターン
〜緩徐な増悪は回復にも時間がかかる?!〜

COPDの急性増悪のパターンには2つのフェノタイプが報告されており，急速な増悪で回復も早いタイプと緩徐な増悪で回復も遅いタイプです[10]．この報告では，ベースラインからの呼吸器症状悪化エピソードを合計4,439件記録し，そのうち2,444件（55%）は自然消失し，1,995件（45%）はCOPD増悪に至りました．1,995件のCOPD増悪のうち1,115件（56%）は急速な発現であり，症状発現初日に増悪閾値を超え，対称的に増悪の44%は症状の緩やかな発現を特徴としていました（図4）．**喘息の大発作と似たパターンですが，違うところは回復期です**．喘息大発作では治療経過は3つのクラスターで同じでしたが[6]，COPDの急性増悪は異なっているところがポイントです．急速な増悪タイプでは治療4日目には改善していましたが，

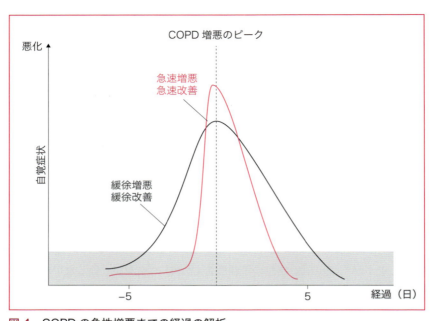

図4 COPDの急性増悪までの経過の解析
(Aaron SD, et al：Time course and pattern of COPD exacerbation onset. Thorax **67**：238-243, 2012 より作成)

緩徐な増悪タイプでは6日間かかっていました．この理由としては，COPDでは喘息と異なり末梢気道の破壊があり，緩徐な増悪では広範な末梢気道に溜まる喀痰のために回復が遅くなるものと推測します．また，COPDの急性増悪のフェノタイプは臨床マーカーによって4つに分類されるとの報告もあります[11]．この興味深い報告では，患者86名において182件の増悪を検出した1年間の観察研究において，①細菌性（喀痰中 IL-1β 上昇），②好酸球性（末梢血好酸球数上昇），③ウイルス性（CXCL10 上昇），④炎症細胞の乏しい，4つのフェノタイプがあるとしています．

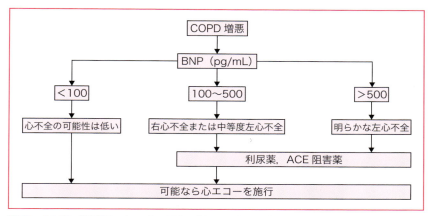

図5 COPD増悪期の心不全の評価（米国心臓学会）
(Le Jemtel TH, et al：Diagnostic and therapeutic challenges in patients with coexistent chronic obstructive pulmonary disease and chronic heart failure. J Am Coll Cardiol **49**：171-180, 2007 より作成)

3 COPD増悪と心不全の合併

　プライマリ・ケアでは，COPDの増悪に心不全を合併していることがあり，ともに労作時息切れを呈したり，進行した例では骨格筋機能障害も呈することがあります．米国心臓学会の"State of the art paper"では，増悪期のCOPDにおける心不全の合併診断のための血液マーカーとしてBNPを測定し，BNPが500 ng/mL以上の場合は利尿薬やACE阻害薬などの心不全の治療を開始することを推奨しています（図5）[12]．

4 ACOの急性増悪

　ACOでは，急性増悪と喘息発作の両方を起こすことが考えられ，COPD単独よりも呼吸機能やQOLが低下し，予後は悪いことが知られています．本邦におけるインターネットでのCOPD患者400名の検討[13]では，図6に

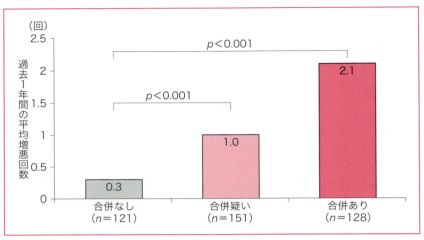

図6 COPDにおける喘息合併とCOPDの増悪回数
(橋本 修ほか:慢性閉塞性肺疾患(COPD)患者および喘息合併患者における治療の現状─インターネット調査より. Prog Med 33:355-362, 2013 より作成)

示すように，過去1年間の平均増悪（救急受診，入院，抗菌薬またはステロイド薬全身投与，治療薬の変更・増量）回数はCOPD単独よりも，喘息合併ありのACOの方が圧倒的に多いことが分かります．つまりACOは急性増悪が多いCOPDの1つの患者群とも捉えることができます．

文献

1) Sapey E, et al：COPD exacerbation 2：aetiology. Thorax **61**：250-258, 2006
2) Lange P, et al：Long-term prognosis of asthma, chronic obstructive pulmonary disease, and asthma-chronic obstructive pulmonary disease overlap in the Copenhagen City Heart study：a prospective population-based analysis. Lancet Respir Med **4**：454-462, 2016
3) 日本呼吸器学会：喘息とCOPDのオーバーラップ診断と治療の手引き 2018，メディカルレビュー社，東京，2017
4) Dougherty RH, et al：Acute exacerbations of asthma：epidemiology, biology and the exacerbation-prone phenotype. Clin Exp Allergy **39**：193-202, 2009
5) Sekiya K, et al：Severe or life-threatening asthma exacerbation：patient heterogeneity identified by cluster analysis. Clin Exp Allergy **46**：1043-1055, 2016
6) Tanaka H, et al：Identification of patterns of factors preceding severe or life-threatening asthma exacerbation in a nationwide study. Allergy **73**：1110-1118, 2018

7) Tattersfield AE, et al：Exacerbations of asthma：a descriptive study of 425 severe exacerbations. The FACET International Study Group. Am J Respir Crit Med **160**：594-599, 1999

8) Zider AD, et al：Reduced COPD exacerbation risk correlates with improved FEV1：a meta-regression analysis. Chest **152**：494-501, 2017

9) Hurst JR, et al：Susceptibility to exacerbation in chronic obstructive pulmonary disease. N Engl J Med **363**：1128-1138, 2010

10) Aaron SD, et al：Time course and pattern of COPD exacerbation onset. Thorax **67**：238-243, 2012

11) Bafadhel M, et al：Acute exacedrbation of chronic obstructive pulmonary disease：identification of biologic clusters and their biomarkers. Am J Respir Crit Care Med **184**：662-671, 2011

12) Le Jemtel TH, et al：Diagnostic and therapeutic challenges in patients with co-existent chronic obstructive pulmonary disease and chronic heart failure. J Am Coll Cardiol **49**：171-180, 2007

13) 橋本　修ほか：慢性閉塞性肺疾患（COPD）患者および喘息合併患者における治療の現状―インターネット調査より．Prog Med **33**：355-362, 2013

coffee break
ライノウイルス感染で喘息が悪化しやすい患者がいる？

　喘息増悪の原因として最も重要なのはウイルス感染症で，ライノウイルス，インフルエンザウイルス，RSウイルスが特に重要です．ライノウイルスは，ピコルナウイルス科に属するRNAウイルスで，鼻かぜの原因の一つです．血清型が100種類以上あり，ワクチンの作製が難しいウイルスです．細胞内で増殖する際に，細胞内でssRNAが複製されdsRNAになります．30 bp以上のdsRNA(PAMPS)は，気道上皮からのタイプ1のインターフェロンIFN（IFNα，INFβなど）を産生します．健常者の気道上皮でのtype 1のIFN産生は亢進しますが，喘息患者の気道上皮では産生が低下することが知られています．気管支粘膜下組織に存在する形質細胞様樹状細胞（pDC）に取り込まれ，細胞内vesicle内に発現しているTLR(toll-like receptor)-7を介して，pDCからIFNαが放出されます．しかしアレルギー性喘息の場合には，抗原とIgEの複合体がpDC表面に架橋構造を形成し，TLR-7とIRF(interferon regulatory factor)-7が抑制されることによりIFNαの産生が低下します[1]．最近のマウスの研究[2,3]でIFNαは，気道粘膜下でIL(inter-leukin)-5やIL-13を多量に放出し，TH2炎症を悪化させるILC2（type-2 innate lymphoid cell）を抑制させ，IL-5やIL-13などのサイトカインを抑制したり，ILC2のアポトーシスを促進させる作用が証明されました．これはIFNαがアレルギー性気道炎症を，ILC2を介して抑制することを示しています．つまり，ライノウイルス感染によってIFNα放出が減少することにより，喘息の気道炎症が悪化して，喘息発作を悪化させる一つの機序が明らかになったと言えます．

　一方，ライノウイルスは160以上のタイプがありますが，大きくA，B，Cの3つのタイプに分けられます．喘息患者に関係が深いのがライノウイルスAとCであり，ライノウイルスAは気道上皮上の90％がICAM-1(intercellular adhesion molecule 1）を介し，残り10％がLDLR（low-density lipoprotein recepter）受容体を介し，ライノウイルスCはCDH3（cadherin-related family member）受容体を介して上皮細胞にシグナルを送ります．最近，このCDH3受容体の遺伝子多型（*rs6967330，C529Y*）があると本ウイルスによる喘息増悪が起こりやすいことが小児で報告され[1]，本邦でも早期発症の成人喘息でその多型の存在が明らかになっています[4]．つまり，鼻かぜをしょっちゅう引いて喘息発作を起こしている成人喘息や，秋口にライノウイルスにかかりやすい小児喘息のグループが存在することが示唆されます．このように，プライマリ・ケアで経験する現象が少しずつ解明されてきています．

文　献

1) Bochkov YA, et al : Cadherin-related family member 3, a childhood asthma susceptibility gene product, mediates rhinovirus C binding and replication. PNAS **112** : 5485-5490, 2015

2) Gill MA : The role of dendritic cells in asthma. J Allergy Clin Immunol **129** : 889-901, 2012

3) Maazi H, et al : Activated plasmacytoid dendritic cells regulate type 2 innate lymphoid lymphoid cell-mediated airway hyperreactivity. J Allergy Clin Immunol **141** : 893-905, 2018

4) Kanazawa J, et al : Genetic association of the functional CDHR3 genotype with early-onset adult asthma in Japanese populations. Allergol Int **66** : 563-567, 2017

第6章 | プライマリ・ケアでもできる重症喘息治療・気をつけたい特殊ケース

A | 重症喘息への生物学的製剤の使い分け

基本のエッセンス

- ゾレア®は抗IgE抗体であり，IgE抗体を中和するのみでなく肥満細胞，好塩基球，さらに動物実験では自然リンパ球2（ILC2）を抑制して喘息発作を抑制する．喘息以外に，難治性の慢性特発性蕁麻疹にも保険適用がある．
- ゾレア®は当初16週目での効果判定が推奨されていたが，6ヵ月までQOLの改善が得られている．
- ヌーカラ®は抗IL-5抗体であり，血中・組織中のIL-5を中和させ好酸球を抑制することにより喘息発作を減少させる．喘息以外に，好酸球性多発血管炎性肉芽腫症（EGPA）にも保険適用がある．
- ファセンラ®は抗IL-5α受容体抗体であるとともに，抗体依存性細胞傷害活性（ADCC活性）がありnatural killer（NK）細胞を介して好酸球をアポトーシスに陥らせ，喘息症状を減少させ，一秒量（FEV1）を比較的早期から改善する．

治療のポイント

- ゾレア®は通年性のアトピー素因（ダニ，ホコリ，カビなど）がある症例に，ヌーカラ®，ファセンラ®はアトピー素因の有無に関係なく，血中好酸球が増加している症例に有効である．
- ゾレア®は2週間または4週間ごとに皮下注．
- ヌーカラ®は4週間ごとに皮下注．

- ファセンラ®は最初の8週目までは4週ごとに皮下注，それ以降は8週間ごとに皮下注．

　最近，各分野で生物学的製剤が重症・難治性喘息の標準的治療薬の仲間入りを果たしています．2018年8月現在，喘息に対して保険適用がある薬剤は，抗IgE抗体オマリズマブ（ゾレア®）と抗IL-5抗体メポリズマブ（ヌーカラ®）および抗IL-5α受容体抗体ベンラリズマブ（ファセンラ®）の3剤です．総合病院だけでなくプライマリ・ケアでも安全に投与され，驚くような効果を呈する症例に多く遭遇しています．**安全に導入するコツは，アレルギー専門医療機関でこれらの薬剤を導入してもらい，安定してきたらプライマリ・ケアでその後の治療継続を行うことであり，病診連携をうまく利用することです．**特に，**初めてこれらの薬剤を皮下注したときにアナフィラキシーを起こす可能性があるため，対応のできる施設で行うことが義務づけられています．**

① ゾレア®

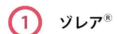

　血中の遊離IgE抗体のCε3と結合することによって，肥満細胞や好塩基球表面上の高親和性IgE受容体（FcεR1）とIgEの結合を阻害する作用があります．それによりアレルギー反応を起こす肥満細胞や好塩基球の活性化を抑えます．最近，ライノウイルス感染による喘息悪化をゾレア®が抑制するという新しい機序が提唱されています．アレルギー性喘息患者では形質細胞様樹状細胞のFcεR1受容体が遊離IgEで架橋されると，ウイルス感染防御に重要なインターフェロンαの産生が低下しますが，ゾレア®投与で遊離IgEが少なくなると，この抑制が解除されるという考え方で，今後検証が必要です[1]．5歳以上に適応があります．

●ゾレア®の効果がある患者像
・血中総 IgE 値が 30〜1,500 IU/mL
・通年性アレルゲンを含む多種類抗原に対する特異的 IgE 抗体陽性（IgE polysensitization）
・アレルギー性鼻炎やアスピリン喘息（AERD）合併例
・血中ペリオスチン上昇のあるアトピー素因の重症喘息

ゾレア®の投与基準に血中総 IgE 値がありますが，最近，低い IgE 値の症例でも効果があることから，**気管支に局在する IgE が効果を左右しているのではないか**との意見も出ています．また 2017 年に，難治性の慢性特発性蕁麻疹にも効能が追加承認され保険適用になりました．このほかアレルギー性鼻炎，アスピリン喘息（AERD），アレルギー性気管支肺アスペルギルス症（ABPA），慢性好酸球性副鼻腔炎・中耳炎や食物アレルギーにも効果が期待されていますが，現在検討中です．

治療効果判定は，これまでは 16 週目での実施が推奨されていましたが，これを越えて効果が出てくる場合があり，筆者は 24 週目で判定しています．5 年以上の長期投与により，経口ステロイド薬減量や QOL 改善効果も分かってきました[2]．問題点としては，高価な薬剤なのにあまり効果がない場合があることです．

② ヌーカラ®

本邦では 2016 年に上市され，IL-5 受容体 α 鎖と IL-5 の結合を阻害することにより好酸球の炎症局所への浸潤・活性化を阻害する作用があります．12 歳以上が適応となっています．

●ヌーカラ®の効果がある患者像
・頻回の喘息発作を起こす重症喘息（特異的 IgE の有無にこだわらない）
・血中好酸球の増多あり（300/μL 以上）
・喀痰中好酸球の増加あり（2%以上）

投与によって 30％の増悪抑制が得られる血中好酸球の実数の閾値は 150/μL で，血中好酸球が多いほど増悪抑制効果が見られ[3]，ヌーカラ®は治験時の手ごたえより良く効いている印象があります．

2018 年に本邦で成人好酸球性多発血管炎性肉芽腫症（EGPA；旧・チャーグ・ストラウス症候群）に対しても，固定用量 300 mg を 4 週間間隔で保険適用されました．また，慢性好酸球性副鼻腔炎・中耳炎，好酸球食道炎・胃腸炎，好酸球性増多症候群（hypereosinophilic syndrome：HES）などに対しても効果がある可能性が示唆されますが，現在，**本邦では重症気管支喘息と EGPA に対してのみ保険適用**となっております．重症喘息では固定用量 100 mg を 4 週間間隔で皮下投与することになっています．

問題点として，ヌーカラ®投与後に末梢血好酸球，FeNO が正常になっても喘息発作が頻発している症例もあり，好酸球のみを制圧しても良くならない喘息には，後述する気管支サーモプラスティなど他の治療法に変更することも考慮しなければなりません．

3 ファセンラ®

ファセンラ®（ベンラリズマブ）はヒト化抗体で，本邦では 2018 年に上市されました．① **IL-5 受容体 α 鎖に対する抗体**で，IL-5 受容体 α 鎖を持っているすべての細胞（主に好酸球）での IL-5 のシグナル伝達を阻害し，さらに② **抗体依存性細胞傷害活性**（antibody-dependent cell-mediated cytotoxicity：ADCC 活性）をもっており，NK 細胞を介して直接好酸球を傷害します．

●ファセンラ®の効果がある患者像
・頻回の喘息発作を起こす重症喘息（特異的 IgE の有無にこだわらない）
・血中好酸球の増多あり（300/μL 以上）
・喀痰中好酸球の増加あり（2％以上）

最初の12週間は4週間間隔で，その後は8週間間隔に30 mg/回の固定用量の皮下注となります．高額療養費制度適用となるのは隔月となり，経済的に優しい薬と言えます．15歳以上の成人に適応となっています．また，好酸球は肺，大腸などにも存在するため，慢性の寄生虫感染例など，本当に体内の好酸球をゼロにして良いのかという疑問にはまだ答えが出ていません．

●ゾレア®，ヌーカラ®，ファセンラ®の薬剤特徴による使い方
・通年性のアレルゲン（ダニ，ホコリ，真菌など）に陽性で血中総IgE値が30〜1,500 IU/mLである重症喘息の場合　→ゾレア®
・血中好酸球数が高値（150または300/μL以上）で，アレルゲン陽性・陰性に関係なく頻回発作を起こす重症喘息の場合　→ヌーカラ®またはファセンラ®
・ファセンラ®とヌーカラ®の違い：ADCC活性をもつファセンラ®の方がより病変での好酸球を抑制．ともに好酸球性副鼻腔炎合併例では特に有効
※FeNO上昇例はどの薬剤でも効果が変わりなく，治療を行っても完全に正常化しない例も存在する．

4 今後上市が予定されている有望な生物学的製剤

　抗IL-4受容体α鎖に対する抗体デュピルマブ，胸腺間質性リンパ球新生因子（TSLP）抗体tezepelumabなど，他にも多数あります．

　デュピルマブ（デュピクセント®）は完全ヒト型抗体でIL-4とIL-13両方のシグナル伝達を阻害してアレルギー反応を抑制します．本邦ではステロイド外用薬抵抗性の中等症〜重症アトピー性皮膚炎の方で先に保険適用が通り，重症喘息については現在申請中です．呼気中一酸化窒素濃度（FeNO）が高い症例に効果がより高い傾向にあります．本剤は好酸球数にはあまり影響を及ぼさないので，筆者としては好酸球数が低めの症例にも良いと思っています．最近，Th2アレルギー炎症の流れの上流に存在するTSLPに対する**抗体製剤（tezepelumab）の治験結果が発表**[4]され，年間喘息増悪率は2週

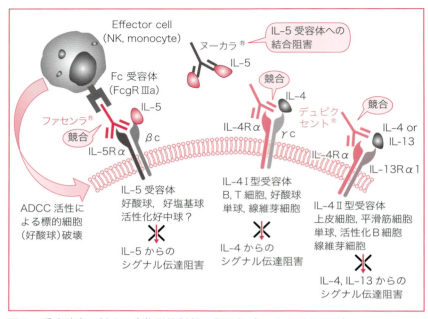

図1 重症喘息に対する生物学的製剤の作用点（IL-4, 5, 13関連）
（田中裕士ほか：重症気管支喘息治療における分子標的抗体製剤の使い方．呼吸器内科 **34**：40-46, 2018 より作成）

表1 重症・難治性喘息治療に対する主な生物学的製剤

リガンドに対する抗体

1. オマリズマブ（抗IgE抗体）：ゾレア®皮下投与
   - 遊離IgEのFcのCε3に結合（IgE産生の抑制，肥満細胞，好塩基球，ILC2? の活性化抑制，ライノウイルスによる喘息増悪抑制）
   - 小児重症喘息，特発性の慢性蕁麻疹にも保険適用
2. メポリズマブ（抗IL-5抗体）：ヌーカラ®皮下投与
   - 遊離IL-5に結合（IL-5がIL-5Rに結合を阻害，好酸球，好塩基球の活性化抑制）
   - 好酸球性多発血管炎性肉芽腫症（EGPA）にも保険適用

レセプター（受容体）に対する抗体

1. ベンラリズマブ（抗IL-5Rα抗体）：ファセンラ®皮下投与
   - IL-5Rαに結合することにより好酸球，好塩基球でのIL-5からのシグナルを阻害
   - アフコシル化抗体であるため，NK細胞を介した抗体依存性細胞傷害により好酸球をほぼ完全に阻害する
2. デュピルマブ（抗IL-4Rα抗体）：デュピクセント®皮下投与
   - IL-4Rαに結合することによりIL-4およびIL-13の両方のシグナルを阻害
   - 2018年に「既存治療で効果不十分なアトピー性皮膚炎」で保険適用
   - 「コントロール不良の気管支喘息」で適応追加申請中（2018年8月現在）

（田中裕士ほか：重症気管支喘息治療における分子標的抗体製剤の使い方．呼吸器内科 **34**：40-46, 2018 より作成）

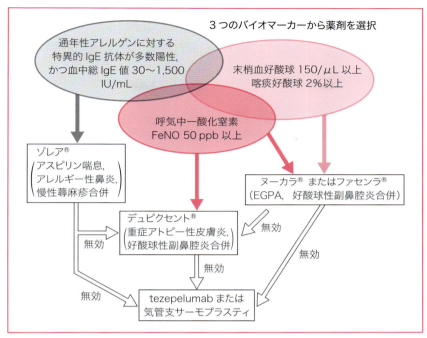

図2 難治性喘息におけるバイオマーカーと合併症から見た生物学的製剤の選択（私案）

間および4週間間隔投与群ともに，プラセボ群に比べ低かったとのことでした．TSLPは気道上皮などから分泌され，アレルギーを起こす根幹の因子の1つなので，長期使用による副作用などが今後の問題です．TSLP抗体製剤は，本邦では重症喘息に対して現在治験中です．

以上のまとめを図1と表1に示します．生物学的製剤も重症・難治性喘息のすべてのフェノタイプに効果があるわけではなく，無駄な投薬を避けるため，治療反応予測のためのバイオマーカーをもとにした様々な私案が出されており，筆者も現在使用可能な3剤にデュピクセント®を加えた4剤の使い分けを作ってみました．図2に示します．

B 気管支サーモプラスティの効果は？
～重症・難治性喘息治療のオプション～

基本のエッセンス

- 好酸球が増加していない重症・難治性喘息治療の1つのオプションである.
- 強い喘息発作や頻回の肺炎により不安定な症例よりも，標準治療薬や生物学的製剤でコントロールの悪い症例に良い.

治療のポイント

- 気管支鏡で気管支壁を65℃で温熱すると気道平滑筋量が減り気管支収縮が抑制するという機序であり，気管支鏡が挿入可能な中枢気管支優位の不安定喘息に有効と期待される.
- 原則は入院3回で，治療に1～2ヵ月かかり，5年間は有効.

　気管支サーモプラスティ（bronchial thermoplasty，気管支温熱療法，気管支熱形成術）は，非好酸球性の重症・難治性喘息治療の治療オプションの1つで，2015年から本邦でも保険適用となり，2018年8月の時点で，本邦でも重症・難治性喘息500名以上に施行されています.

① 気管支サーモプラスティの特徴

　気管支鏡下で拡張性バスケット鉗子を用いて気管支壁を加熱・焼灼する（65℃）処置で，気管支平滑筋を断裂させ筋肉量減少させ，気管支の異常な平滑筋収縮を抑えて喘息発作を抑制するというものです（図3）. 3回の入院で右中葉以外の4つの葉の太い気管支に施行して，約5年間は有効と言われています. 気管支鏡が挿入可能な比較的中枢気管支の喘息病変に対して有

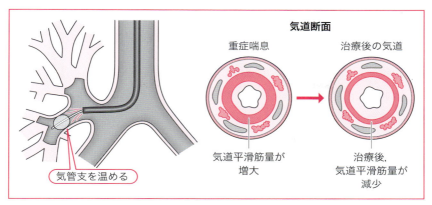

図3 気管支サーモプラスティ（気管支温熱療法）

効と思われ，末梢気道病変の改善が少ないため，呼吸機能はあまり改善しませんが，喘息発作回数とQOLは改善します．一生に一度しか施行することができず，高額療養費制度を利用できます．作用機序として，

① 増殖肥大した気道平滑筋を減少させ気道収縮を抑制
② 平滑筋由来の炎症性メディエーターの産生抑制[6]
③ 気道の神経細胞への影響[7]（除神経作用で慢性咳嗽を改善？）

が考えられえていますが，まだ解明されていません．米国で最初に行われた頃は外来でできる手技とされていましたが，気管支鏡下での焼灼後に無気肺や肺炎が起こりやすいことも明らかになり，本邦では3回の短期入院で行っています．

② どんな症例に効果があるか

長年の罹病期間を経て呼吸機能が低下し，気道リモデリングが進行した症例ではあまり効果がなく，そこまでに到達する一歩手前くらいの症例により有効なようです．呼吸器・アレルギー専門病院で，メーカー提供のトレーニングを終了した専門医のみの施行となっていますが，プライマリ・ケアから

どのような症例を紹介したら良いのでしょうか.

　以下に私見を交えた適応患者のプロファイルを列挙します.

① ガイドラインで示された喘息の吸入薬治療を行っていても，1日10 mg 未満の少量ステロイド薬投与でやっとコントロールされていて，喀痰が少ない症例

② 抗 IgE 抗体などの生物学的製剤投与でも効果不十分な症例や効果が薄れてきた症例（アトピー素因や好酸球増加の有無は問わない）

③ 気管支拡張薬投与後の一秒量が予測値の 60％以上あること

④ 肺気腫合併症例やコントロール不良な睡眠時無呼吸症候群合併例は適応外

⑤ 喘息発作中や，1年間で肺炎を4回以上，2年間で喘息による挿管ありの症例は適応外

⑥ 術施行3日前からプレドニン®50 mg 連日投与を行うので，インスリン依存性糖尿病や腎不全，てんかん，コントロール不良の冠動脈疾患は適応外

　ASMATHERM study[7] によると，**気管支サーモプラスティでは喘息増悪の減少，QOL の改善に加えて，経口ステロイド薬の減量，また生検のデータからは気管支サーモプラスティ後の神経終末の減少や基底膜肥厚の改善が**示されました.本邦でも気管支サーモプラスティに関するまとまった初の論文が発表[8]され，QOL や呼吸機能（$FEV_{1.0}$％）の改善，重症増悪の発現頻度減少が有意でした.

　しかし，どのような症例に効果が見られるかについてはまだ不明な点が多く，私の個人的な考えでは，拡張性バスケット鉗子の挿入可能部位が7〜8次気管支より中枢の気管支であることから，中枢気管支の平滑筋の収縮が主体の "中枢型" 喘息タイプ，咳嗽の強いタイプ，気道好酸球が少ないタイプ（ヌーカラ®やファセンラ®などの生物学的製剤で好酸球性炎症を制圧した後の症例）の喘息に効果が期待できるものと考えています.しかし，中枢を治療することによって末梢の平滑筋が減少したり，治療外の右中葉の気管支にも治療効果があることから，機序の解明を進める必要があると思います.

C | アスピリン喘息（AERD）に注意

こんな場合は AERD を疑おう 》》

+ 20〜40 歳代発症の女性喘息で，鼻茸（鼻ポリープ）を伴う慢性好酸球性副鼻腔炎を合併して嗅覚低下がある．
+ 解熱鎮痛薬（NSAIDs）や市販の感冒薬服用 30 分後から咳嗽や呼吸困難感など喘息症状が出現．
+ ミント入りの歯磨き，ミント香料で咳嗽が誘発される．

基本のエッセンス

- 喘息 1,000 人中 50〜100 人に発症，平常の喘息重症度では間欠軽症型〜超重症型まで様々である．
- 前年までは通常の喘息でも，突然発症することがあり，常に念頭に入れて治療する．
- 喘息治療薬であるコハク酸エステル型のステロイド薬（プレドニン®，ソル・コーテフ®，ソル・メドロール® など）の全身投与（点滴）で喘息発作が誘発されることがある．
- シクロオキシゲナーゼ 1（COX-1）阻害による，気管支平滑筋収縮物質システイニルロイコトリエン過剰産生が原因との説がある．

診断のポイント

- 解熱鎮痛薬投与後の喘息悪化があるか確認する．
- 嗅覚障害の有無を確認する．
- 鼻茸（鼻ポリープ）や副鼻腔炎の既往または手術歴を確認する．

治療のポイント

- 原因の薬剤や食品添加物を除去することが治療の原則．
- コハク酸型のステロイド薬よりもリン酸エステル型のステロイド薬を点滴するが，添加物が含まれていないので，ステロイド薬の種類

に関係なく 1〜2 時間での点滴が望ましい（水溶性ハイドロコートン®，デカドロン®，リンデロン®）．
- 経口ステロイド薬は安全であることが多い．

① アスピリン喘息は難治性喘息の一亜型

　アスピリン喘息は，従来は aspirin-intolerant asthma（AIA）と呼ばれていましたが，喘息と上気道が両方増悪する症状があることから aspirin-exacerbated respiratory disease（AERD）と呼ばれるようになりました．成人喘息の 5〜15％を占め，小児にはまれであり，男女比は 1：2 で女性に多いです．**AERD は難治性喘息の一亜型で，気管支喘息，慢性好酸球性副鼻腔炎，非ステロイド性抗炎症薬（NSAIDs）過敏症の 3 つが特徴**です．病態的には，シクロオキシゲナーゼ 1（COX-1）阻害による気管支平滑筋収縮物質システイニルロイコトリエン過剰産生体質があるとされていますが，原因はまだよく分かっていないのが現状です．AERD の診断は問診と負荷試験ですが，プライマリ・ケアでは詳細な問診が診断のポイントとなります．

① 中等症以上の喘息であること（軽症間欠型の場合もあります）
② 早期からの嗅覚異常あり（篩骨洞炎，鼻茸の合併）．ステロイド薬全身投与で改善
③ NSAIDs の使用歴と副作用発現状況
④ ミント香料やミント入りの歯磨きで咳嗽誘発

② 治療では禁忌薬に注意

　治療は通常の喘息と同じで，異なる点は発作が誘発される薬剤に注意することです．特に感冒，急性扁桃腺炎，急性肺炎，腰痛，打撲などで解熱鎮痛薬を使用する場合です．**感染症で使用する頓服のアセトアミノフェンは日本**

表2 アスピリン喘息（AERD）における禁忌薬と使用可能薬

1. 非常に危険（吸収が早いため致死的反応になりやすい．絶対禁忌　←強い COX1 阻害作用を有する注射や坐薬の NSAIDs）
   （ア）スルピリン*やケトカフェン*などの注射薬*
   （イ）インドメタシン*，ピロキシカム*，ジクロフェナク*などの坐薬
2. 危険（絶対禁忌　←強い COX1 阻害作用を有する内服薬その他）
   （ア）酸性 NSAIDs 全般*（COX1 阻害作用を有する内服薬すべて）
   （イ）コハク酸エステル型ステロイド薬の急速静注（ただし COX1 阻害作用は不明）
3. やや危険〜危険（禁忌，安定例でも一定の確率で発作が生じる←弱い COX1 阻害作用）
   （ア）酸性 NSAIDs を含んだ貼付薬*，塗布薬*，点眼薬*
   （イ）アセトアミノフェン*1 回 500 mg 以上
   （ウ）パラベンや安息香酸，亜硫酸塩などの添加物を含んだ医薬品の急速投与（静注用リン酸エステル型ステロイド薬など，ただし COX 阻害作用は不明）
4. ほぼ安全（多くの AERD で投与可能．ただし喘息症状が不安定なケースで発作が生じることあり　←わずかな COX1 阻害），特にエ，オ，カは安全性が高い
   （ア）PL 顆粒®*（アセトアミノフェン*などを含有）
   （イ）アセトアミノフェン*1 回 300 mg 以下
   （ウ）NSAIDs を含まずサリチル酸を主成分とした潜布（MS 冷シップ）
   （エ）選択性の高い COX2 阻害薬 エトドラク*，メロキシカム*（高用量で COX1 阻害あり）
   （オ）選択的 COX2 阻害薬（セレコキシブ*，ただし重症不安定例で悪化の報告あり）
   （カ）塩基性消炎薬（塩酸チアラミド*など，ただし重症不安定例で悪化の報告あり）
5. 安全（喘息の悪化は認めない　←COX1 阻害作用なし）
   （ア）モルヒネ，ペンタゾシン
   （イ）非エステル型ステロイド薬（経口ステロイド薬）
   （ウ）漢方薬（地竜，葛根湯など）
   （エ）その他，鎮痙薬，抗菌薬，局所麻酔薬など，添加物のない一般薬はすべて使用可能

*：添付文書では，アスピリン喘息において禁忌とされている薬剤．ただし禁忌とされた薬剤でも医学的根拠に乏しい場合もある（例えばセレコキシブ）

（谷口正実：アスピリン喘息．日内会誌 **102**：1426-1432, 2013 より作成）

人では 1 回量 300 mg 以下，解熱鎮痛薬は選択的 COX-2 阻害薬であるセレコキシブ（セレコックス®）が安全ですが，保険適用では 100 mg を 1 回 1 錠 1 日 2 回の使用法です．塩基性抗炎症薬（ソランタール®），漢方の葛根湯や地竜も安全に使用できます．鎮痛薬では，MS 冷シップはサリチル酸塩のみの含有なので使用できますが，重症喘息例の不安定期には，少量のアセトアミノフェンやセレコキシブでも発作が悪化することありますので注意が必要です．

　表2 に AERD での禁忌薬と使用可能薬を示します[9]．また，最近は喘息にアレルギー性鼻炎が 60％程度合併しているため点鼻薬を使用する機会が

表3 アスピリン喘息（AERD）における静注用・点鼻ステロイド薬の使用法

点滴・静注ステロイド薬

1. コハク酸エステル型
   （急速静注・筋注は禁忌，特に初めての場合は30分〜2時間かけてゆっくり点滴）
   水様性プレドニン®，ソル・メドロール®，サクシゾン®，ソル・コーテフ®
2. リン酸エステル型
   （パラベン，安息香酸や亜硫酸塩などの添加物に注意，30分かけて点滴）
   デカドロン®，リンデロン®，水溶性ハイドロコートン®

点鼻ステロイド薬（パラベン，香料のなどの添加物の有無）

1. 先発薬
   添加物なし　ナゾネックス®，アラミスト®，エリザス®，フルナーゼ®，リンデロン®
2. ジェネリック薬
   添加物なし　スカイロン®，フロラーズ®，フルチカゾン「トーワ」「アメル」「杏林」
   キリガミール®，プロピオン酸フルチカゾン®「CH」「マイラン」「サ
   ワイ」「タイヨー」，フルチカゾンプロピオン酸エステル®「日医工」
   添加物あり　ミリカレット®，ファビ®，フルチカノーズ®
   フルチカゾン「NikP」「イセイ」

（谷口正実：アスピリン喘息．日内会誌 **102**：1426-1432, 2013／渡邉直人ほか：フルチカゾンプロピオン酸エステル点鼻薬のジェネリック医薬品についての検証．アレルギー **62**：986-988, 2013 より作成）

表4 食品などに含まれるアスピリン喘息（AERD）悪化物質

食品・医薬品添加物

1）誘発物質として確実視されるもの
   ① タートラジン（食用黄色4号，タール系アゾ色素の一種）
   ② 安息香酸ナトリウム（防腐剤の一種）
2）誘発物質の疑いが強いもの
   ① ベンジルアルコール（食品の香料，注射薬の無痛化剤）
   ② パラベン類（防腐剤）
   ③ その他のタール系アゾ色素：サンセットイエロー（食用黄色5号），アマランス
   （食用赤色2号），ニューコクシン（食用赤色102号）

その他

1）環境内の様々な化学物質
   香水，化粧品，強い香料の入った石鹸・シャンプー，防虫剤，防黴剤，職場・社会
   環境の各種汚染物質など
2）自然界のサリチル酸化合物
   イチゴ，トマト，キュウリ，柑橘類，ブドウなど

（榊原博樹ほか：Aspirin 喘息の管理．内科 **90**：670-675, 2002 より作成）

多くなりましたが，ジェネリック製剤で AERD に禁忌の物質が含まれている点鼻薬があります[10] ので注意が必要です（**表3**）．先発品には含まれていない安息香酸エステル（パラベン）の一種である安息香酸メチルやプロピルとミントか明らかでない香料が含まれているものがあり，AERD のコントロールが悪い場合には見直す必要がある点鼻薬と思います．

　また，日常生活での食事，お菓子，歯磨き粉などの着色料，合成保存薬，ミントなど食品添加物が原因の AERD もあります（**表4**）．**喘息を治療していてもなかなか改善しない場合，これらの禁忌薬や食品添加物質を摂っていないか再度聴取して，AERD である可能性を考慮する**必要があります．

D | 特殊ケース：治療中に胸部X線で陰影が出た場合はこれを疑う！

D-1 | アレルギー性気管支肺アスペルギルス症（ABPA）〜難治性喘息で再発性が高い〜

こんな場合はABPAの合併を疑おう 》》

✦ 喘息の有無に関わらず，末梢血好酸球増多の場合.
✦ 胸部X線写真で肺浸潤陰影または中枢性気管支拡張の存在.
✦ 粘液栓子を喀出したとき.

基本のエッセンス ·······································

● 真菌（アスペルギルスが最多）の蛋白融解酵素に対するⅠ型・Ⅲ型アレルギーが特徴.
● 喀痰の過剰産生と蛋白融解酵素により気管支拡張を起こす.
● 進行すると肺の組織破壊（囊胞性変化）も起こす.

治療のポイント ···

● 悪化時にステロイド薬全身投与や抗真菌薬投与.

　通常の気管支拡張症にアレルギー性気管支肺アスペルギルス症（allergic bronchopulmonary aspergillosis：ABPA）を合併することはまれです. 通常は喘息などアレルギー炎症が基礎にあり，気道内に腐生したアスペルギルスに対するⅠ型・Ⅲ型アレルギーと気管支・肺の組織破壊（中枢気管支の気管支拡張，肺の囊胞性変化）があり，気管支内粘液栓子（mucoid impaction）が出現するのが特徴です（図4）. 病態は，気管支内のアスペルギルス（他の真菌と異なりヒトの体温が発育最適）が発芽して菌糸の先から蛋白融解酵素を出し，その酵素に対して生体がアレルギー反応を起こし，気道や肺の組

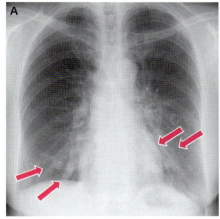
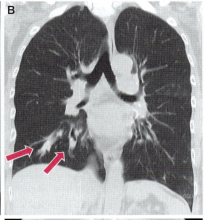
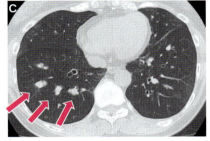

図4 ABPA症例における気管支内粘液栓子（胸部X線，CT像）
A：X線像，B：CT（前額面），C：CT（水平面）
➡は拡張した気管支内の粘液栓子．

織破壊が起こると考えられています．

① 気管支拡張症を伴う喘息はABPAを発症しているのかも？

　プライマリ・ケアでは，難治性喘息で再発性が高く，喀痰から気管支の鋳型状の粘液栓子（図5）が出たり，気管支拡張症を伴う喘息として治療されていることが多いです．聴診で wheezes や rhonchi が聴取しやすく，血液検査で好酸球，非特異的IgE，アスペルギルス特異的IgE値が高値な場合はABPAを疑い，専門医へ紹介すると良いでしょう．本邦では小児期（15歳未満）に喘息があってもABPAを合併することはありませんが，欧米では小児期からの囊胞肺線維症（cystic fibrosis）が基礎疾患となりABPAを発

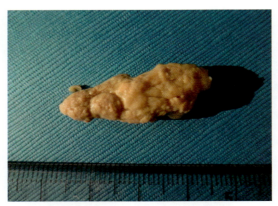

図5 ABPA症例における喀出された粘液栓子

表5 ABPA診断基準の比較

	Rosenberg 1977	ISHAM 2013
喘息または嚢胞線維症	◎	○
末梢好酸球増多	◎	○
血清総IgE値上昇	◎	◎
アスペルギルス即時型皮内テスト陽性	◎	◎
アスペルギルス特異的IgE抗体陽性		◎
アスペルギルス特異的IgG抗体陽性		○
アスペルギルス沈降抗体陽性	◎	
肺浸潤陰影	◎	○
中枢性気管支拡張症	◎	○
喀痰培養でアスペルギルス検出	△	
褐色の粘液栓子の喀出	△	
アスペルギルス遅延型皮内テスト陽性	△	

◎：必須項目　○：補助項目　△：二次基準

症します．

　2013年に日本医療研究開発機構免疫アレルギー疾患等実用化研究事業の浅野班で，わが国におけるABPAの全国調査[11]が行われました．喘息を合併していない症例も2割程度存在し，多彩な病像を呈していました．3つクラスターがあり，1/3は喘息が基礎にあり，比較的若く欧米やインドで多い

タイプ，残り 2/3 は 50 歳以降に発症するタイプで本邦で多いのが特徴で，さらに高 IgE と低 IgE の 2 タイプに分けられました．本邦での特徴である中年以降の ABPA の診断基準に使われる項目を**表5**に示しますが，専門医への紹介が必要です[12]．アスペルギルス以外の真菌（例えばスエヒロダケ，ペニシリウムなど）でも起こることがあり，アレルギー性気管支肺真菌症（ABPF）と呼ばれ，ABPA はその中の最も多い疾患の一つという位置づけとなります．

② 粘液栓子の喀出があればステロイド薬全身投与や抗真菌薬投与も考慮

治療は通常の ICS，ICS/LABA 配合剤，LAMA の治療に加え，喘鳴が悪化し胸部 X 線で拡張した気管支内から喀出した粘液栓子（**図5**）が出現した場合には，**ステロイド薬全身投与（例えばプレドニン® 30 mg/日）や抗真菌薬の投与**を行わなければなりません．**治療効果を示すマーカーとして血清中総 IgE 値が有用**です．また，ゾレア®で経口ステロイド薬の減量に効果があるという論文もあり，プライマリ・ケアでも治療が可能な時代となってきました．

| D-2 | 好酸球性多発血管炎性肉芽腫症（EGPA）
〜難治性喘息治療中の異変に注意〜 |

こんな場合は EGPA を疑おう ≫

✦ 末梢血好酸球高値の難治性喘息治療中に，手足のしびれと筋力低下，
  皮疹（紫斑），虚血性腸障害，心室期外収縮，心筋虚血，心筋炎による
  心機能障害や肺浸潤が出現してきたとき．
✦ 重症喘息治療中に胸部 X 線で陰影が出現してきた場合．

基本のエッセンス

- 好発年齢は 30〜60 歳で，喘息患者 5,000 人に 1 人が発症．
- 気管支喘息やアレルギー性鼻炎が先行する好酸球増多を伴った壊死
  性肉芽腫性血管炎で，抗好中球細胞質抗体（ANCA）関連血管炎の
  1 つ．

診断のポイント

- EGPA 発症前に 3〜8 年先行する喘息，好酸球性副鼻腔炎やアレル
  ギー性鼻炎症状がある．
- 喘息症例で多発神経炎や心機能障害が出現し，血中好酸球（2,000/μL）
  および総 IgE 値（600 IU/mL）以上の増加，血中 MPO-ANCA が証明
  となる．

治療のポイント

- すばやい治療が必要で，多くの症例ではステロイド薬のみで寛解す
  るが，免疫抑制薬や生物学的製剤も必要となる．
- ステロイド薬の減量困難例が多い．
- 多発性神経炎進行例には免疫グロブリン大量療法を行う．
- 2018 年よりヌーカラ® が保険適用となった．

好酸球性多発血管炎性肉芽腫症（eosinophilic granulomatous polyangitis：EGPA）は古典的結節性多発動脈炎から独立疾患として提唱した抗好中球細胞質抗体（ANCA）関連疾患の一つで，以前はチャーグ・ストラウス症候群（Churg-Strauss syndrome：CSS）と呼ばれていました．

① 早期発見，早期治療が肝心

プライマリ・ケアでは，喘息やアレルギー性鼻炎の治療を受けていて，突然，手足のしびれと筋力低下，皮疹（紫斑），虚血性腸障害，心機能障害や胸部X線で異常陰影が出現し，採血で好酸球が高値の場合には本症を疑います．

原因は不明で，以前は喘息治療薬であるロイコトリエン受容体拮抗薬との関連が言われていましたが，現在まだ明確な根拠は報告されていません．EGPAの特徴は，

① 比較的難治性の喘息（＞90％）やアレルギー性鼻炎が3〜8年先行
② 血中好酸球（＞10％または＞2,000/μL）および総IgE値（＞600 IU/mL）の増加
③ 血中MPO-ANCA（約30％に陽性），PR3-ANCA（＜数％に陽性）
④ 多発性単神経炎，好酸球性肺炎，虚血性腸障害，心筋炎，心膜炎，心不全など合併

これらの症状がすべて出揃ってからでは治療は遅く，少しでも早期に見つけることが重要です．

● 喘息を治療中でのEGPA早期発見のポイント
① 好酸球増多（末梢血で20％以上）で経口ステロイド薬の治療が多い
② 重症喘息（喘息のための挿管歴あり）
③ 好酸球性副鼻腔炎・好酸球性肺炎の合併・既往あり

多くはステロイド薬で寛解

　治療の第一選択は**ステロイド薬全身投与**で，重症例や劇症型ではソル・メドロール®のパルス療法3日後に，プレドニン®1 mg/kg/日に移行します．ステロイド薬に対し治療抵抗性の場合には免疫抑制薬（エンドキサン®のパルス療法；600 mg/m² を2～4週ごと，または経口で50～100 mg/日）を追加します．また，ステロイド薬や**免疫抑制薬に反応しにくい多発性単神経炎や心病変に対しては，免疫グロブリン大量療法が有効**です．しかし，医療費が高額となるため，免疫グロブリンの投与は入院して行うべきです．また，2018年に，成人EGPAに対するヌーカラ®300 mgの4週間ごとの皮下投与が適用承認されました．国際治験第Ⅲ相にて世界136例に52週間で検討した結果[13]では，寛解がプラセボ3％に対してヌーカラ®28％，プレドニン1日量4 mgに減量できた症例はプラセボ7％に対しヌーカラ®では44％でした．予後規定因子は心機能障害ですので，本当に生命予後に寄与できるか否か，今後も検証する必要があると思います．

	悪性腫瘍（肺癌・気管支癌）
D-3	**〜 COPD や ACO での合併が多い〜**

こんな場合は悪性腫瘍を疑おう 》》

✦ 胸部 X 線で抗菌薬やステロイド薬でも完全に消えない陰影を認める.
✦ COPD や ACO で血痰や咳嗽が継続する.
✦ 薬物療法に反応しない（乾性咳嗽や湿性咳嗽ともにあり）.

🔔 基本のエッセンス

● COPD や ACO では肺癌の合併が多いので, 定期的に胸部 X 線の撮影が必要.
● 気管や気管支内に限局している腫瘍では胸部 X 線には異常陰影としては映らないので CT が必要.

🩺 診断のエッセンス

● 喀痰細胞診, 呼吸機能でのフローボリューム曲線が診断に有用なことがある.
● 気管〜主気管支内の腫瘍は 3D-CT（virtual bronchoscopy）で見つけることができるが, それより末梢では気管支鏡が必要である.

　様々な治療を試みても改善しない咳嗽の場合には, 呼吸器・アレルギー専門医に紹介することは重要ですが, 後から連絡があって「癌でした」というのはいささかショックを受けます. 特に **COPD や ACO では肺腫瘍の合併が多く, 長期に治療を行っている場合には, 検診を受けてもらうか, 軽度でも症状がある場合には胸部 X 線や CT 撮影が必要**です.

第 6 章　プライマリ・ケアでもできる重症喘息治療・気をつけたい特殊ケース　(215)

胸部X線で異常の見られない肺癌

COPDやACOにおいて，どのような病変が胸部X線では分かりづらいのでしょうか？

●胸部X線で分かりづらいもの
① 肺門部の血管陰影や心臓・横隔膜陰影の後ろに病変が隠れている場合
② 癌病変が気管支内に留まっている早期の肺癌の場合
③ 気管・気管支腔内に発育する腫瘍病変の場合
④ 気腫病変が強く，結節陰影と認識しずらい場合

プライマリ・ケアで唯一できることと言えば，喀痰細胞診です．特に40歳以上で重喫煙者であったり，COPDやACO患者さんでは注意が必要です．また，CT（virtual bronchoscopy）を他院にオーダーして気管支内，肺門部，心臓の周囲について調べたり，専門医に紹介して，気管支鏡で腫瘍の有無を確認することもできます．

 症例1　ICS/LABA配合剤で止まらない慢性咳嗽
（70歳代，男性）

半年前からわずかに喀痰を伴った咳嗽があり，近医の耳鼻咽喉科3ヵ所および内科を受診したが止まらず当院に来院．胸部X線，CTには異常なく，呼吸機能検査，モストグラフは正常，気道可逆性試験は陰性．咽頭後壁は発赤し，下鼻甲介は肥厚，FeNO 20 ppbでした．咳嗽の好発時間に特徴がなく，湿性咳嗽であったため，アレルギー性鼻炎に合併する咽喉頭炎と診断し，点鼻ステロイド薬，ヒスタミンH_1阻害薬，鎮咳薬を投与して帰宅してもらいました．ところが1ヵ月後，大学病院から連絡があり「喉頭癌なのでこれまでの画像を送ってほしい」というものでした．

筆者のクリニックの治療を 2 週間行ったものの咳嗽が治まらず，大学病院の耳鼻咽喉科を受診したというのです．当院受診前に 3 ヵ所の耳鼻咽喉科クリニックを経由してきたため，喉頭癌を鑑別に入れないで診察してしまいました．受診前情報で喉頭内視鏡検査か喀痰細胞診を行ったか否かを聞くべきでした．耳鼻咽喉科医を回ってきているから喉頭癌を見落とすはずがないという先入観が失敗のもとでした．

② 気管内にもまれに腫瘍ができる

　気管内の腫瘍は胸部 X 線で分からず，CT や呼吸機能検査で分かります．気管には頻度は少ないですが，下記の腫瘍が鑑別に挙がります[14]．

① 低悪性度腫瘍（low grade malignancy）と以前呼ばれていた腺様嚢胞癌，粘表皮癌
② カルチノイド
③ 良性腫瘍（線維腫，神経腫瘍，脂肪腫など）
④ 悪性腫瘍（扁平上皮癌，腺癌，転移性肺腫瘍など）

　喀痰細胞診は良性・低悪性度腫瘍やカルチノイドでは無効で，悪性腫瘍でのみ有用です．図 6 に右主気管支に発生したカルチノイドの気管支鏡像と，レーザー治療後の virtual bronchoscopy 画像を示しました．CT でも鮮明に病変を捉えています．図 7 にフローボリューム曲線で診断が可能な，気管腔内に発生した固定した腫瘍の典型的なパターンを示します．胸部 X 線像で異常がなくても，このパターンを見た場合には，気管内に異常がないか CT などを用いて検査をオーダーすると良いでしょう．診断には呼吸器内視鏡，治療にはレーザー，放射線，外科的切除が必要となりますので，呼吸器専門医への紹介が必要となります．

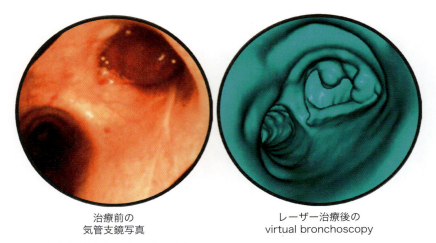

治療前の
気管支鏡写真

レーザー治療後の
virtual bronchoscopy

図6　右主気管支内のカルチノイド
気管支鏡では右主気管支を埋め尽くす表面平滑な腫瘍があり（左），レーザー治療後にはそれらが縮小していることが3D-CT（virtual bronchoscopy）で鮮明に観察できる（右）．

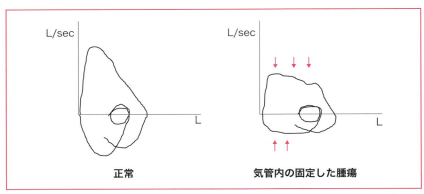

正常

気管内の固定した腫瘍

図7　フローボリューム曲線から診断できる気管を閉塞する腫瘍

D-4 気管支結核～診断の難しさ～

こんな場合は気管支結核を疑おう ≫≫

- ✦ 微熱と8週間以上継続する湿性咳嗽がある.
- ✦ 結核の既往がある.

🏛 基本のエッセンス

- 気管支喘息で吸入薬投与とステロイド薬全身投与を繰り返し,全身免疫が低下している例に多い.
- 最近は基礎疾患のない20～30歳代の若年成人にも発症.
- 初期では乾性咳嗽,次第に湿性咳嗽となり,胸部X線像が正常のことが多い.

診断のポイント

- 喀痰の抗酸菌検査が診断に有用.
- 気管～主気管支内の気管支結核病変は3D-CT(virtual bronchoscopy)で描出.
- 喘息吸入療法で咳嗽せず,微熱を伴っていることが多い.

① 胸部X線で異常が見つかりにくい

　肺結核の場合,胸部X線では異常陰影が見られますが,気管支結核単独の場合は胸部X線では異常陰影は見られません.しかも,喘息治療中に発症し,咳嗽と微熱の持続が特徴ですが,副鼻腔炎の合併との鑑別が難しいです.また,症状出現から診断までの期間が平均3ヵ月以上の症例のみで検討すると,そのほとんどが気管支喘息の診断で加療されていたとの報告もあり

第6章　プライマリ・ケアでもできる重症喘息治療・気をつけたい特殊ケース　219

ます[15]．筆者は，**重症喘息患者さんで経口ステロイド薬と ICS 高用量使用中に発症した気管支結核**を経験しました．さらに怖いのは，**基礎疾患のない若年成人でも起こる気管支結核**もあり注意が必要です．姉妹書[16]にこの 2 症例の症例報告を載せていますのでご参照いただければ幸いです．

　胸部 X 線で異常が見られるのは，進行して無気肺になったときです．湿性咳嗽が治療薬で完治しない場合には，結核症を念頭に置いて，外来で一度は喀痰中の抗酸菌検査を行うことが重要です．塗抹検査陽性の場合には，PCR 法で結核菌であることを同定し，隔離の必要性を判断します．しかし，プライマリ・ケアでは，この喀痰塗抹検査を行うタイミングが最も難しいと思います．肺結核というと胸部 X 線像で空洞や散布像を伴った両側肺尖部（$S^{1,2,1+2}$）または肺門部（両側 S^6）に陰影があるイメージですが，気管支結核は胸部 X 線像ではまったく陰影を指摘できない程度で，大きな気管支の中の病変は分からず，最後に困って喀痰塗抹を調べると大量の排菌が明らかになることが多いです．PCR 法で結核菌陽性でしたら **24 時間以内に保健所に届け出が必要**です．

IGRA が補助診断

　補助診断として免疫学的血液検査にはインターフェロン γ 遊離試験（IGRA）があります．この検査は，潜在性結核感染症（latent tuberculosis infection：LTBI），つまり明らかな自覚症状がない結核感染症を診断するきっかけとなる検査です．原理は，肺結核の既往があった場合には陽性と出てしまいますが，被験者から採血したリンパ球を，結核菌に特異的な抗原で刺激し，IFN-γ の産生量から感染を診断するものです．**クォンティフェロン® TB ゴールド（QFT-3G）と T-スポット® TB（T-SPOT）の 2 つの方法があり，保険診療ではどちらか 1 つ**ということになっています．QFT-3G は 3 種類の結核菌特異抗原（ESAT-6，CFP-10，TB7.7）を用いてリンパ球を刺激し IFN-γ の総量を測定し，T-SPOT では 2 種類の結核菌特異抗原（ESAT-6，

CFP-10）を用いて刺激することで IFN-γ を産生するリンパ球数を測定します．ともに BCG などの影響を受けず，ツベルクリン反応よりも精度が良いとされますが，偽陽性と偽陰性に注意する必要があります．IGRA の判定は，本邦では特に結核既感染の少ない若年〜中年までに有効で，高齢者での施行はかえって混乱を招きます．というのは，**既感染者で IGRA は陽性になりますので，本邦の高齢者では既感染者が多く，あてにならないため注意が必要**です．IGRA はあくまで補助診断ですので，3D-CT で確認するか呼吸器内科に紹介することが大切です．

　気管支結核は，抗癌薬や免疫抑制薬，生物学的製剤の使用で，生体の細胞性免疫が低下している症例に合併することが多いです．

♣ 文　献

1) Maazi H, et al：Activated plasmacytoid dendritic cells regulate type 2 innate lymphoid cell-mediated airway hyperreactivity. J Allergy Clin Immunol **141**：893-905, 2018

2) Ledford D, et al：A randomized multicenter study evaluating Xolair persistence of response after long-term therapy. J Allergy Clin Immunol **140**：162-169, 2017

3) Ortega HG, et al：Severe eosinophilic asthma treated with mepolizumab stratified by baseline eosinophilic thresholds：a secondry analusis of the DREAM and MENSA studies. Lancet Respir Med **4**：549-556, 2016

4) Corren J, et al：Tezepelumab in adults with uncontrolled asthma. N Engl J Med **377**：936-946, 2017

5) 田中裕士ほか：重症気管支喘息治療における分子標的抗体製剤の使い方．呼吸器内科 **34**：40-46, 2018

6) Chakir J, et al：Bronchial thermoplasty on airway smooth muscle and collagen deposition in asthma. Ann Am Thorac **12**：1612-1618, 2015

7) Pretolani M, et al：Effectiveness of bronchial thermoplasty in patients with severe refractory asthma：clinical and histopathologic correlations. J Allergy Clin Immunol **139**：1176-1185, 2017

8) Iikura M, et al：Bronchial thermoplasty for severe uncontrolled asthma in Japan. Allergol Int **67**：273-275, 2017

9) 谷口正実：アスピリン喘息．日内会誌 **102**：1426-1432, 2013

10) 渡邉直人ほか：フルチカゾンプロピオン酸エステル点鼻薬のジェネリック医薬品についての検証．アレルギー **62**：986-988, 2013

11) Oguma T, et al：Allergic bronchopulmonary aspergillosis in Japan：a nationwide survey. Allergol Int **67**：79-84, 2018

12) Agarwal R, et al：Allergic bronchopulmonary aspergillosis：review of litera-

ture and proposal of new diagnostic and classification criteria. Clin Exp Allergy **43**：850-873, 2013

13）Wechsler ME, et al：Mepolizumab or Placebo for Eosinophilic Granulomatosis with Polyangiitis. N Engl J Med **376**：1921-1932, 2017

14）田中裕士：気管・気管支腫瘍，気管・気管支結核による咳嗽．Mod Physician **26**：1751-1753, 2006

15）田村厚久ほか：気管支結核の現状—103 例の解析—．結核 **82**：647-654, 2007

16）田中裕士：プライマリ・ケアの現場でもう困らない！ 止まらない"せき"の診かた，南江堂，東京，p116-125, 2016

coffee break

特発性急性好酸球性肺炎
（idiopathic acute eosinophilic pneumonia：AEP）

　プライマリ・ケアで胸部X線を撮って驚きますが，非常に予後の良い症例に遭遇することがあります．その一つが20～30歳代を中心に，初めてタバコを吸い始めたときや，ビル倒壊時の粉塵を吸入して起こる，特発性急性好酸球性肺炎です．1週間以内の急激な経過で，胸部X線で両側肺野にびまん性の陰影と胸水が出現して急性呼吸不全（SpO_2＜90％）を呈する病態で（図），1989年にAllenらによって提唱されました[1]．

　発熱，呼吸困難，乾性咳嗽を呈し，持続期間がほぼ1週間以内で，喘息は合併しません．聴診では吸気時にfine cracklesを聴取し，wheezesがあることもあります．血液検査では初期には好酸球が肺に集中するため末梢血好酸球は増加しませんが，好中球が増加し，遅れて好酸球が増加することが特徴です．気管支肺胞洗浄液では，好酸球比率が25％以上となり，CT像では淡い肺野濃度の上昇（ground glass opacity：GGO）と，マスクメロン状陰影（crazy paving appearance）が特徴で肺胞壁や間質への好酸球浸潤を反映しているものと思われます．

　治療は，人工呼吸管理が必要なことが多々ありますので二次医療機関への転院を勧めます．ソル・メドロール®1gのパルス療法を3日間，その後プレドニン®40～60 mg/日，経過を見て徐々に減量します．1，2カ月で改善し，呼吸機能も元に戻ることがほとんどです[1]．

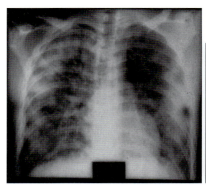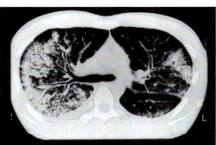

図　18歳男性，特発性急性好酸球性肺炎例

文　献
1) Allen JN, et al：Acute eosinophilic pneumonia as a reversible cause of noninfectious respiratory failure. N Engl J Med **132**：569-574, 1989

第7章 喘息，咳喘息における他科との関わり

A 耳鼻咽喉科での免疫療法で喘息が改善する？！

基本のエッセンス
- 喘息にアレルギー性鼻炎を合併する率は約7割である．
- 好酸球性副鼻腔炎を合併した喘息はコントロールが悪い．

治療のポイント
- ダニに対する舌下および皮下免疫療法は，通年性アレルギー性鼻炎に適応だが，合併するダニによる喘息にも効果が見られることがある．
- 一般に舌下免疫療法で効果のある場合には，新規アレルゲンに対する感作が抑制される．

1 アレルゲン免疫療法の実際の効果は？

　舌下免疫療法（sublingual immunotherapy：SLIT）および皮下免疫療法（subcutaneous immunotherapy：SCIT）は，アレルギー疾患治療において唯一，臨床的寛解を期待できる治療法です．病態の根本にあるアレルゲン特異的Th2型免疫応答を抑制する機序で，アレルギー反応が抑制されるとされています．本邦で保険適用になっている舌下免疫療法には，

舌下免疫療法（1日1回 舌下投与）
・ダニ：ミティキュア®（錠剤），アシテア®（錠剤）
・スギ：シダトレン®（液体），シダキュア®（錠剤）

があり，治療期間は WHO の見解書では3〜5年継続することが推奨され，最短でも3年は行うようにとされています．効果は7〜8割と言われており，ダニでは1年間，スギでは2年間で有効性を判断し，継続するか否かを決めています．最近，ダニに対する皮下免疫療法も試行可能となり，これまでのハウスダスト，花粉と同様，主に専門医で施行されています．

　ダニに限定せず，一般的なアレルギー性鼻炎の免疫療法の特徴として期待されていることは，

① 花粉症に免疫療法を行うと，その後の喘息の発症が抑制される[1]
② 免疫療法の一定期間施行終了後も効果が数年間維持される[2]
③ 新規のアレルゲン感作が抑制される

です．実際の方法の詳細は日本アレルギー学会の『ダニアレルゲンにおけるアレルギー免疫療法の手引き』[3] を読んでいただければと思います．

　ダニ舌下免疫療法は，海外では小児例や喘息単独例でも適応があり，今後日本でも適応拡大される可能性が高いです．最近，ICS 治療では十分にコントロールできないダニ・ハウスダスト喘息患者さんに舌下免疫療法を行い，プラセボ群と比較して喘息増悪リスクが減少したとの報告[4] や，アレルギー性鼻炎患者さんに免疫療法を行ったところ喘息発症を有意に減少させたというワクワクする結果[5] も海外では発表されています．以上をまとめますと，**アレルギー性鼻炎を何らかの治療で安定させると，喘息の発症や増悪を抑えられる可能性がある**ことが推測されると思います．

ダニの舌下免疫療法で鼻炎のみでなく喘息も改善？！

　鼻腔粘膜細胞と気管支粘膜細胞には共通の性質があり，気管支喘息でアレルギー性鼻炎の合併のない患者さんの鼻粘膜には，好酸球の浸潤が健常者と比較して有意に多いと報告されています．ダニの糞や死骸は粒子径が小さなものから大きなものまであり，大きな粒子は鼻腔に沈着し，小さな粒子は気道の奥まで到達します．それぞれの粘膜下では類似の免役反応があるため，免疫療法は理論的には鼻炎と喘息の両方に効果のある可能性があります．しかし，本邦で行われた喘息に対するダニの舌下免疫療法の治験では"効果なし"という結果でした．**ダニ舌下免疫療法は，現在のところ本邦ではアレルギー性鼻炎のみで保険適用があり，喘息にはありません．喘息単独の場合にはダニ皮下免疫療法**を用いましょう．ただし，欧米の舌下免疫の試験では"有効"との結果が報告[6,7]されています（図1）．ALK社製品（日本ではミティキュア®）を用いたダニ舌下免疫療法は，大規模臨床研究においてICSで十分なコントロールが得られていない喘息患者さんにおけるQOLスコアの改善，ICSの減量，ICS減量に伴う喘息急性増悪頻度の抑制などの効果が証明されています[6,7]．一方，免疫療法先進国の米国の喘息管理ガイドライン（EPR3）では，以前より軽症〜中等症持続のアレルギー性喘息において，皮下でのアレルゲン免疫療法を考慮することとされています[8]．国際的な喘息ガイドラインであるGINA2017でも，ハウスダスト・ダニが関与するアレルギー性鼻炎合併のある喘息で，ICSで十分なコントロールが得られないが予測値に対する一秒率（$FEV_{1.0}$％）が70％以上を示す症例では，ダニアレルゲンの舌下免疫療法を考慮するとされています[9]．当院でも少しずつ行っています．特に効果の期待できる症例を選んでいますが，禁忌症例もあり，**表1**に示します．

　また理論的には，**免疫療法と抗IgE抗体（ゾレア®）との併用**は，血中，組織中の遊離IgE，Th2細胞，肥満細胞，好塩基球および自然免疫細胞を抑制させ，IgG4を増加させるので，さらに効果的だと思いますが，保険適用

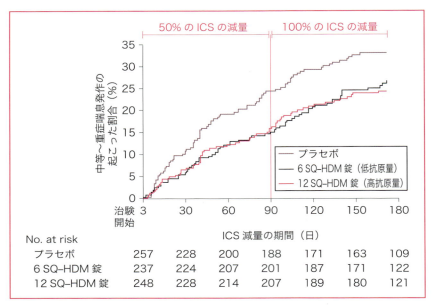

図 1 ダニ舌下免疫療法の喘息に対する効果
ダニ舌下免疫療法試行中の喘息患者で，ICS を減量しても，初めて喘息中〜大発作が起こるまでの期間がプラセボ群よりも長かった．
(Virchow JC, et al：Efficacy of a house dust mite sublingual allergen immunotherapy tablet in adults with allergic asthma：a randomized clinical trial. JAMA 315：1715-1725, 2016 より作成)

表 1 舌下免疫療法の推奨症例・禁忌症例

- **舌下免疫療法をお勧めしたい喘息合併アレルギー性鼻炎症例**
  - ダニ，ハウスダストに対してのみ，血中 IgE 特異抗体または皮内テスト陽性
  - 軽症〜中等症喘息合併で鼻炎症状のコントロールが悪い
  - 長期の対症療法薬に副作用があり，対症療法薬量を減らしたい
  - ダニの多い生活環境を変えられない
- **舌下免疫療法が禁忌の喘息合併アレルギー性鼻炎症例**
  - $FEV_{1.0}\%$ が 70% 以下の呼吸機能の悪い喘息を合併している

は免疫療法では主に軽症〜中等症喘息を合併した通年性アレルギー性鼻炎，ゾレア®は重症喘息ですので，両薬剤併用の機会は 2018 年時点での本邦では少ないです．

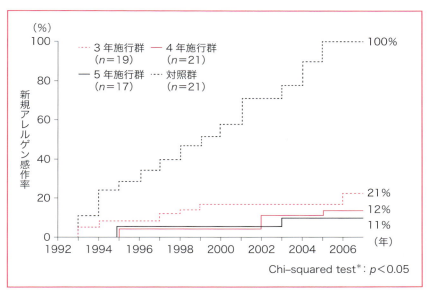

図2 アレルゲン舌下免疫療法は新規アレルゲン感作を抑制
新規アレルゲン感作の予防効果.
(Marogna M, et al：Long-lasting effects of sublingual immunotherapy according to its duration：a 15-year prospective study. J Allergy Clin Immunol **126**：969-975, 2010 より作成)

③ 免疫療法は新規アレルゲン感作を抑制

　成人になってからでも，アレルギーを起こす物質が増加することがあります．例えば，筆者の診療圏である札幌市では，シラカバ花粉症の患者さんは，年を重ねるごとにポプラ，コナラ，イネ科，キク科の花粉にも反応するようになり，さらにバラ科サクラ属の果物での口腔アレルギーが増加し，だんだんと食べるものがなくなってきます．

　プライマリ・ケアで求められているのは，新規アレルゲン感作を食い止めることなのです．これまではマスクなどで花粉やダニの吸入を避けることが唯一の防止法でしたが，限界を感じます．**長期のダニの舌下療法施行により，新たな抗原に対する感作が抑制されるという報告**(**図2**)があります[2]．また，ダニの舌下免疫療法を行っていると，スギに対する免疫担当細胞の反応性が

低下し，その結果としてスギ花粉症が改善することもありうるかもしれません．この機序については，推測ですが，免疫療法により免疫担当細胞自体の活性化が抑えられる結果かもしれません．

B | 産婦人科外来での妊婦，授乳婦への対応 ～投与可能な薬は何か？～

💧 基本のエッセンス

● 妊娠中の薬剤使用の安全性について結論を出せるエビデンスはない．

🧰 治療のポイント

● 妊活～妊娠中，授乳中でもすべての ICS，ICS/LABA 配合剤，吸入 SABA は使用でき，妊娠中の喘息増悪は極力避けるべきである．
● 気管支拡張薬，抗アレルギー薬，鎮咳薬においても，妊娠・授乳期に避けた方が良い薬剤がある．
● 妊娠・授乳期に比較的安心して使用できる抗菌薬はペニシリン系，セフェム系，マクロライド系薬である．

① 妊活～妊娠中の喘息治療薬の処方について

　妊娠によって喘息患者さんの 1/3 が悪化，1/3 は改善，さらに 1/3 は変化なしと報告されています[10]．喘息患者さんの妊娠では，早産，周産期死亡，低出生体重児，妊娠高血圧症を発症しやすく，そのリスクは重症喘息ほど高いことが知られています．しかし，ICS や ICS/LABA 配合剤治療によりその危険性が低下していると思われます．

　妊活中からの喘息管理が重要で，心身を安定させ，発作誘因を避け，普段から喘息コントロールを良好に保つことが大切です（**表2**）．妊娠中の喘息長期管理薬では，米国食品医薬局（FDA）での薬剤の胎児に対するリスク分類において，安全性の高いカテゴリー B にランクされているパルミコート®が，安全性を考慮すると第一選択となります．他の吸入薬もメリットがデメリットを上回る場合には現場の判断で使用可能です（**表3**）．一方，

表2 妊活中の女性喘息患者さんに投与しておくべき薬剤の一例

軽症例

- 長期管理薬：パルミコート® 定期吸入
- 頓用薬：サルタノール® 頓用，またはテオドール® 100～200 mg 頓用
- 少し重い喘息発作用の頓用薬：プレドニゾロン® 20～30 mg/1×朝，3 日間

中等症～重症例

- 長期管理薬：シムビコート®（朝夕2吸入ずつで SMART 療法）
- 頓用薬：メプチン® エアー，またはアトロベント® エアゾール（SABA で動悸・振戦のある例）
- 少し重い喘息発作用の治療薬：メドロール®（4 mg）4～6 錠/1×朝，3 日間

表3 妊娠中の喘息患者さんに使用できる薬剤の考え方

吸入薬

- ICS（吸入ステロイド薬）：パルミコート®（カテゴリー B）が優先，他のすべての ICS（カテゴリー C）も使用可
- ICS/LABA 配合剤（吸入ステロイド薬と長時間作用性 β_2 刺激薬の配合剤）：安全性のエビデンスはないが，おおむね安全
- LAMA（長時間作用性抗コリン薬）：安全性のエビデンスはない，長期使用経験がない
- LAMA/LABA/ICS 配合剤（3 剤の合剤）：安全性のエビデンスがない
- SABA（短時間作用性 β_2 刺激薬）：使用可能
- SAMA（短時間作用性抗コリン薬）：使用可能
- クロモグリク酸ナトリウム（DSCG）：使用可能

経口薬

- 経口ステロイド薬：プレドニン®，メドロール® がお勧め
- ロイコトリエン受容体拮抗薬：モンテルカスト（カテゴリー B），プランルカスト（カテゴリー C）
- テオフィリン薬徐放剤：使用可能
- 経口 β_2 刺激薬：最近ではほとんど使用しないが，使用可能
- ヒスタミン H_1 阻害薬：クラリチン®，セチリジン塩酸塩®，ザイザル® がカテゴリー B でより安全（授乳中はクラリチン® が最も安全），その他はメリットがデメリットを上回る場合

貼付薬

- ホクナリン® テープ：吸入薬，経口薬に準じて安全．しかしエビデンスはない

2015 年にこの FDA による 5 つのカテゴリー分類（A, B, C, D, X）は廃止となり，製薬会社に具体的な安全性とリスク評価を記述することが義務づけられました．LAMA（長時間作用性抗コリン薬）であるスピリーバ® は喘息の長期管理薬としての長期使用経験がなく，妊婦に対する長期管理薬としての安全性のエビデンスはありません．SAMA（短時間作用性抗コリン薬）であ

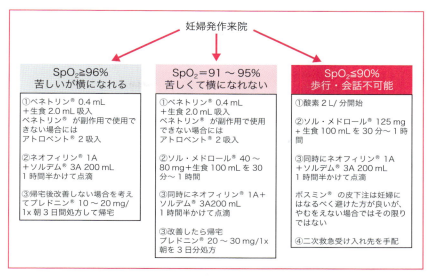

図3 プライマリ・ケアで行う妊娠中喘息患者の喘息発作対応の1例

るアトロベント®は頓用薬として妊婦に使用可能です．また，ロイコトリエン受容体拮抗薬は，妊娠を知らずに服用していたとしても胎児への危険性は少ないとされています．

② 妊婦が喘息発作で来院したときの対応

　妊婦が喘息発作で来院されたときの対応がプライマリ・ケアでは最も重要です．妊娠後に喘息を発症した症例を除くと，ほとんどの症例では吸入のSABA（短時間作用性β_2刺激薬）をすでに持っており，家で2，3回吸入していることが多いです．また，土日に発作が発症した場合には経口のステロイド薬を飲んだにも関わらず発作が止まらなくなり来院することが多く，点滴の治療が主体となります．ちなみに，**経口のプレドニゾロンまたはメチルプレドニゾロンは胎盤通過性が小さい**ことが知られています．妊婦に喘息を合併している場合の具体的対応について **図3** に示します．この中でアスピ

表4 プライマリ・ケアで行う妊娠中の咳嗽対応

●強い咳嗽は,切迫流産や破水の誘因となるので和らげる.
●胸部X線検査は被曝のため避けるが,まったく解熱しない場合は急性肺炎を疑い撮影をする.
●感染後の咳嗽が多い(多くは2週間以内)ため,その場合は以下の対応を行う.
　① 単なる感冒後の咳嗽の場合
　　→メジコン®またはアストミン®を投与　⇒効果なければ麦門冬湯追加
　　※中枢性麻薬性鎮咳薬は避ける
　② 家族内/職場内に百日咳,マイコプラズマなどの感染症が流行している場合
　　→マクロライド系抗菌薬＋麦門冬湯などを投与
　③ 急性副鼻腔炎を合併している場合
　　→ペニシリン系またはマクロライド系抗菌薬＋葛根湯加川弓辛夷を投与
　④ もともと花粉症,通年性アレルギー性鼻炎を持っている場合
　　→感染をきっかけに鼻炎が悪化したと考える.
　　→咽頭後壁が発赤し,扁桃腺がまったく正常所見であれば,点鼻ステロイド薬とクラリチ
　　　ン®またはセチリジン塩酸塩®またはザイザル®
　⑤ もともと咳喘息,喘息が既往にある場合
　　→感冒により悪化したと考え,吸入ICS/LABA配合剤
●咳嗽が8週間以上継続する場合は以下の対応をする.
　① アレルギー性鼻炎・副鼻腔炎の場合
　　→点鼻ステロイド薬,クラリチン®またはセチリジン塩酸塩®またはザイザル®
　② 咳喘息の場合
　　→吸入ICS/LABA配合剤
　③ 百日咳の場合
　　→マクロライド系抗菌薬を1週間投与.咳嗽薬の効果はわずか
　④ 気管支結核の場合
　　→喀痰検査(結核菌)を行い,専門医へ

リン喘息(AERD)である場合には,ソル・メドロール®でかえって喘息発作を起こす可能性が高いので,リンデロン®またはデカドロン®に変更してください.

　さらに,妊婦における咳嗽の治療の考え方について**表4**に記載しましたので参考にしてください.中枢性麻薬性鎮咳薬は妊娠中は避ける必要があり,それは授乳中でも同じです.授乳婦にコデイン60 mgを投与した報告[11]では,投与後1時間をピークに乳汁中にコデイン,モルヒネが検出され,乳汁中からモルヒネが消失するまで36時間以上を呈したとされています.また最近,カナダのケベック州で妊娠中の抗菌薬使用に関する大規模な後ろ向き研究が行われました[12].その結果,妊娠第Ⅰ三半期に投与されたペニシリン系,セファロスポリン系およびクラリスロマイシンでは奇形の増加はなかったと報告されています.なお,妊娠中と授乳中の薬剤の使用については他の成書[13],咳の鑑別診断については本書の姉妹書[14]を参照いただければ幸いです.

C | 整形外科診療での喘息，COPD の注意点

🫧 基本のエッセンス

* アスリートの患者さんの場合，アンチ・ドーピング規定で使用可能な薬剤が毎年変更されるので，常に新しい基準をインターネットで入手して対応する必要がある.

🔋 治療のポイント

* アスピリン喘息（AEPD）を考慮した解熱鎮痛薬の投与が必要.

① アスリートの喘息患者さんを診る際の注意点

　整形外科医は，プロスポーツ選手やオリンピックスポーツ選手などドーピングを考慮しなければならない選手の主治医となることが多いかと思います．アンチ・ドーピング規定での禁止薬を日本スポーツ協会のホームページからダウンロードして知ることができます[15]．これは世界アンチ・ドーピング機構（WADA）の禁止表国際基準（1 月 1 日発効）が毎年更新されるのに伴って更新されますので，常に新しい情報での対応が必要です．2018 年平昌オリンピック（冬季競技大会）でもあった，「うっかりドーピング」をなくすことを目的に，日本学生陸上競技連合が「知っておきたいアンチ・ドーピングの知識」を毎年改定しており，ホームページから無料でダウンロードできますので選手に渡してあげると良いと思います[16]．

　禁止物質でも，申請手続きにより「治療使用特例（TUE）」を受けられる場合があります．**筆者も，喘息発作でステロイド薬の点滴を行わなければならなかった選手に TUE を申請して認められ，試合前に使用した経験があります**．ジェネリック医薬品は，先発医薬品と同等の有効成分なので，先発医

表5 喘息で用いられる使用可能薬の例（2018年度版）

ICS，ICS/LABA配合剤，LABA，SABA，テオフィリン薬
・アドエア®，シムビコート®，フルティフォーム®
・パルミコート®，フルタイド®，アズマネックス®，キュバール®，オルベスコ®
・セレベント®，オーキシス®
・サルタノール®，ベネトリン®吸入液
・テオドール®

ロイコトリエン受容体拮抗薬，ヒスタミン阻害薬
・オノン®，キプレス®，シングレア®
・アレグラ®，アレジオン®，アレロック®，インタール®，ザイザル®，ジルテック®，
　ポララミン®

感冒薬
・PL配合剤，ペレックス®配合顆粒

鎮咳・去痰薬
・アストミン®，メジコン®，ムコダイン®，ムコソルバン®，フスタゾール®

鎮痛薬，片頭痛薬
・ロキソニン®，ブルフェン®，セレコックス®，ボルタレン®，アスピリン®，カロナール®，
　リリカ®
・インテバン®，SG配合顆粒
・イミグラン®

薬品が使用可能なら基本的に使用可能です.

　表5にアスリートで喘息の患者さんに投薬しても良い薬剤を列記しました．特に**注意が必要なのは，競技会前や競技会中に服用してはいけない市販の総合感冒薬，漢方薬，貼付型LABA（ホクナリン®テープ，ツロブテロール®）の扱い**です．例えば，禁止薬であるエフェドリン，メチルエフェドリン，プソイドエフェドリン，麻黄などは総合感冒薬や漢方薬に多く含まれています．よほどの理由がない限り**漢方薬は避けた方が良い**です．喘息，COPD患者さんに関係する2018年時点での注意事項を下記に列記します.

・糖質コルチコイドの全身投与は禁止．ただし，吸入ステロイド薬，点鼻ステロイド薬，点眼ステロイド薬による局所使用は用法・用量を守れば使用可能.
・β_2刺激薬の全身投与は常時禁止．2018年から貼付薬のホクナリン®テープ，ツロブテロール®が禁止になりました．吸入サルブタモール，

吸入ホルモテロール，吸入サルメテロールなどの吸入薬は添付文書の用法・用量に従う限り使用可能ですが，注意しなければならないのは，メプチン®，ベロテック®は使用禁止という点です．

① 吸入サルブタモール：24 時間で最大 1,600 μg（サルタノール®で 16 吸入に相当）かついかなる 12 時間でも最大 800 μg まで

② 吸入ホルモテロール：24 時間で最大 54 μg まで（シムビコート®では 1 日 12 パフまで，フルティフォーム® 125 では 1 日 8 パフまで）

③ 吸入サルメテロール：24 時間で最大 200 μg まで

・非選択的 β_2 刺激薬であるヒゲナミンは栄養補助食品，のど飴，漢方薬（附子，細辛，呉茱萸などの生薬に含まれている）にも含まれていることがあり，2018 年から禁止薬になりました．

・喘息配合剤ではレルベア®は禁止（ビランテロールが禁止薬のため）

・市販薬の感冒薬，咳止めの配合剤には，禁止物質（エフェドリンなど）が含まれているものが多いので，鎮痛薬，鎮咳薬，鼻づまり薬を組み合わせて用いるのが安全

・降圧薬では利尿薬との配合剤は禁止，β 遮断薬は競技種目によって禁止

・痛風薬のプロベネシドは禁止

・インスリンは禁止

② 解熱鎮痛薬で喘息発作を起こすことがある

そのほかに整形外科診療で困るのは，解熱鎮痛薬で喘息発作が誘発されることです．特にアスピリン喘息（AERD）への対応が重要となります（詳細は「第 6 章-C．アスピリン喘息に注意」参照）．内服薬，坐薬，湿布薬，塗り薬のいずれの解熱鎮痛薬でも，投与 20〜30 分から呼吸困難や喘息発作が起こります．安全に使用できる薬剤は少なく，薬剤の添付文書では禁止と書かれていることもあります．日本の多くの総説で使用可能と記載されている薬剤を表 6 に列記します．ただし，これらの薬剤も重症喘息や喘息発作中の患者さんでは，ときに喘息発作を起こすことがありますので注意が必要です．

表 6　AERD でも使用可能な解熱鎮痛薬

・MS 冷シップ，MS 温シップ
・セレコックス®，ソランタール®，カロナール®（1 回 500 mg まで），地竜（ジリュウ）
・ソセゴン®注

D 外科系から呼吸機能が手術に耐えられるかの判断の依頼を受けたとき

基本のエッセンス

- 喘息発作，COPD 増悪中の緊急の肺の全身麻酔下手術は，高度な呼吸管理を提供できる麻酔科，呼吸器内科の常在する総合医療施設でのみ可能.
- 一般的には発作や増悪をコントロールしてから手術へ臨む.

治療のポイント

- 喘息のコントロールが不十分である場合，経口ステロイド薬短期集中内服で FEV1（一秒量）またはピークフロー値が予測値または自己ベスト値の 80％以上になるよう調整する.
- COPD では，術後肺合併症の危険があるため，LAMA/LABA 配合剤，経口ステロイド薬で術前呼吸機能を自己ベストになるように周術期に追加治療する.
- 全身麻酔下での手術では，喘息，COPD 患者の FEV1 が 1.0 L 以下の場合，術前に ICS やステロイド薬全身投与などで，それ以上になるように治療する必要がある.

① 肺手術の場合

　全手術を受けた喘息患者さんの周術期の気管支痙攣は 1.7％であったという報告[17] がありますが，肺の手術に特化した研究は古いものしかなく，現在の吸入治療薬下での検討はほとんどありませんので，エビデンスのない話になります．常識的な話で恐縮ですが，喘息発作，COPD 増悪中の手術は禁忌です．しかし，緊急手術を行わなければならない場合もあり，迅速な気管支拡張薬やステロイド薬全身投与のコンビネーションにより，麻酔科，呼

第 7 章　喘息，咳喘息における他科との関わり　239

吸器内科の常駐している高度医療機関では手術可能となるため緊急搬送となります。米国の喘息管理ガイドライン（EPR3）[18]では，**喘息コントロールが不十分な場合や，FEV1 あるいはピークフロー値が予測値または自己ベスト値の 80%未満の場合には，経口ステロイド薬の短期集中内服，またはステロイド薬の点滴静注を考慮する**とされています。また，手術前 6 ヵ月以内に全身性ステロイド薬を 2 週間以上投与した患者さんでは，副腎不全のリスクも考慮し，周術期にソル・コーテフ®100 mg を 8 時間ごとに点滴静注するとされていますが[18]，投与量・間隔については主治医判断となり，術前に副腎皮質刺激ホルモン（ACTH），コルチゾールなど副腎機能検査が必須と思います。

② 抜歯時，白内障手術の場合

プライマリ・ケアで最も多いのは，歯科での抜歯に際してのアレルギーの注意点，眼科での白内障手術可否についての依頼です。**歯科では麻酔薬，解熱鎮痛薬，抗菌薬の使用の可否の 3 つがポイント**で，発作時の簡単な処置についての記載が求められます。既往症での薬剤禁忌，アスピリン喘息（AERD）の有無，使用可能な鎮痛薬（☞ p238 表 6 参照）を記載すれば大丈夫です。眼科での白内障手術の有無ですが，手術は座位で，局所麻酔でできますので呼吸機能はあまり気にしなくても良く，**眼科手術当日の咳嗽のコントロールが最も大切**です。筆者も大学病院時代に，**80 歳代男性の COPD で在宅酸素療法中に FEV1 が 1.0 L を切る症例でも安全に白内障手術を終える**ことができました。

③ 肺以外の手術の場合

一般に挿管しての全身麻酔での，例えば乳癌などの**肺以外の全身麻酔下の**

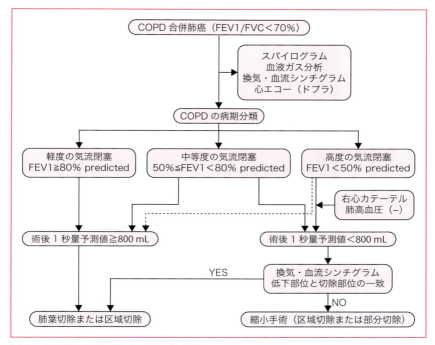

図4 COPD 合併肺癌の手術適応評価
(山崎直哉ほか：肺癌オーダーメイド治療の現況と今後の展望 併存症を考慮に入れた肺癌の個別化治療. 外科治療 100：250-255, 2009 より作成)

手術では，明らかなエビデンスはありませんが **FEV1 は 1.0 L は最低必要**と思います．1.0 L という線は，麻酔下での人工呼吸器装着時の最大1回換気量のこと，COPD の外科的治療の1つである肺容量減量手術（LVRS）の適応基準でもあり，COPD・喘息では術後肺炎などの合併症のことも考慮すると 1.0 L は最低量と思われます．したがって手術時には，**FEV1 が 1.0 L 以上となるように，喘息，COPD の吸入気管支拡張薬の追加治療やステロイド薬全身投与が必要**と思います．プライマリ・ケアではほとんどコンサルテーションはないと思いますが，呼吸器内科では肺癌などの肺葉切除の可否を聞かれることがあります．特に COPD では，術前の呼吸機能検査や CT 検査などから，予定葉切除後の残存肺の術前検査ができます（図4）ので，専門医での判断にゆだねましょう[19]．

E 小児科から内科への小児喘息の紹介

基本のエッセンス

- 小児喘息のほとんどはダニ・ホコリが原因で，75％は成人までに寛解する．
- 寛解後，成人で再燃した喘息では，早期に成人の喘息管理・治療ガイドラインにそった ICS の長期投与が必要である．
- 小児喘息をそのまま成人まで持ち越している症例では，気道リモデリングが進行し呼吸機能の低下がある．

治療のポイント

- 軽症小児喘息ではロイコトリエン受容体拮抗薬単独（LTRA）でも喘息治療が効果を示すが，成人喘息では小児喘息ほど LTRA の効果は期待できず，基本は ICS 主体の治療へ変更する．
- 小児科から紹介を受けた段階で，成人喘息の吸入量に変更する．

　プライマリ・ケアにおいて，小児科で成人になった元小児喘息の患者さんを引き続き診察していることはしばしば見受けられますが，内科に紹介される場合も多いです．喘息病態は，小児と成人では大差はないのですが，小児ではダニ・ホコリによるアトピー型喘息が約9割を占めています．小児喘息の既往のある症例の多くでは，ダニ・ホコリに対して特異的 IgE 抗体が存在します．**20歳を過ぎた段階で，成人での呼吸機能，FeNO，さらに ACQ，ACT，JACS などの喘息症状質問票を用いて喘息状態の再評価を行い，成人の喘息治療・管理ガイドラインの重症度分類に従って薬剤の投与**を行います．特に ICS の量の調整が必要となります．

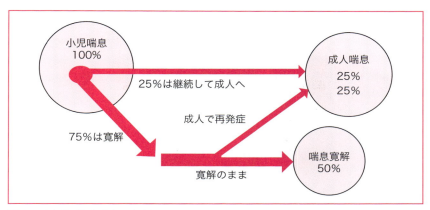

図5 小児気管支喘息の経過

(近藤直実:小児喘息. アレルギー **61**:771-784, 2012 より作成)

① 小児喘息の自然史

　小児喘息の自然史の考え方は以前と少し変わってきました．アレルギーマーチは，様々なアレルギー疾患が関連して，経過で次々に出現してくることを指します．小児のダニやピーナッツの感作は皮膚を経由して起こり，その後に喘息や食物アレルギーが起こってくると考えられています．したがって，乳児期の保湿剤の全身投与で皮膚を外界の抗原から守ることによって，喘息やピーナッツアレルギーの発症率を低下させるのではないかと考えられるようになりました．**学童期までに喘息を発症することがほとんどで，中学，高校と肺・気管支の成長とともに寛解して，成人までに75％の症例で一時的に喘息症状がなくなります**[20]（図5）．しかしその後，環境の変化，ストレスなどにより**寛解した75％のうちの1/3（もともとの小児喘息の25％）の症例で喘息の再燃**が起こってきます[20]．最初は感冒やストレスのかかったときのみですが，次第に慢性的になりますので，ここで早期にICS中心の治療を継続させると，その後の喘息の重症化を防げる可能性があります．

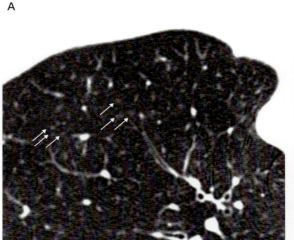
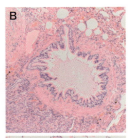
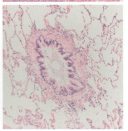

図6　28歳男性：小児喘息からの持ち上がり例のCT像と細気管支の開胸肺生検像
A：肺CT像：⇨は細気管支炎の粒状陰影
B：開胸肺生検像（細気管支炎）

② ICS，ICS/LABA配合剤による対応が肝心

　プライマリ・ケアの内科医の使命として，**軽症間欠型喘息を重症化させないように，弱いICS（キュバール®，オルベスコ®，パルミコート®，アニュイティ®）を細々と継続させ，発作時にはICS/LABA配合剤で対応できるように指導**することが大切です．

　最近，様々な長期コホート研究が行われていますが，例えば7歳の時点で重症喘息であった症例は，50歳になった時点で非喘息群と比較してCOPD（$FEV_{1.0}$％が70％未満）の発症リスクが32倍であることが報告されています[21]．小児喘息の既往を聴く場合，入院が必要なほど重症の喘息が何歳まで続いたのかを聴くと，その後の呼吸機能検査の結果を読み取るのに参考となります．小児からの持ち上がり喘息では，成人発症喘息と比較して発作時の呼吸困難に慣れ過ぎていて，相当悪化するまで我慢する傾向があり，呼吸機

能が低下している例が多いです．筆者らが経験した，4歳発症の小児喘息から成人まで持ち越した28歳男性の呼吸機能では，$FEV_{1.0}$％が50.5％と低下していましたが，体内への酸素の取り込み能力を示す拡散能（％ DLco）は93％と保たれてており，COPDとは異なった結果でした．図6に肺CT像，肺生検像を示しますが，CTではわずかな粒状陰影（⟹）でしたが，肺生検像では末梢気道に炎症細胞の著明な浸潤と気道リモデリングが存在し，さらに気管支内は喀痰で閉塞・狭窄しており，ICS/LABA配合剤の治療が必要と痛感した症例でした．

F │ リウマチ・膠原病内科との関わり

🪔 基本のエッセンス

- 喘息と膠原病の合併では，経口ステロイド薬・免疫抑制薬・生物学的製剤などと ICS の併用で，肺結核，気管支結核の発症に留意する．
- 重症喘息では細気管支炎，関節リウマチでは濾胞性細気管支炎が起こりやすく，ともに末梢気道病変として呼吸機能検査で検出される．
- 膠原病で気道病変が問題となるのは，関節リウマチ，シェーグレン症候群と全身性エリテマトーデスである．

📷 治療のエッセンス

- リウマチ・膠原病内科からの治療薬（ステロイド薬など）で一時的に喘息が改善していることがあり，それらの薬剤の減量に伴い喘息・アレルギーが悪化することがあるので，ICS は症状がなくても継続して投与することが重要．

　喘息と関節リウマチともに免疫異常をきたしますが，あまり接点はありません．ただ，治療にステロイド薬を使用する点で，主作用とともに副作用で問題となります．どちらかの疾患でステロイド薬を内服していると，喘息は治まっていますが，ステロイド薬が減量となるときには ICS 量の再調整が必要です．そこで，経口ステロイド薬を投与中は症状が安定していても，低用量の ICS を継続しておき，リウマチ科でステロイド薬が減量となった場合には，ICS の量を増やすことにすると良いと思います．また，**リウマチ性疾患や膠原病の中で，関節リウマチ，シェーグレン症候群，全身性エリテマトーデスでは，気管支病変が認められることがあり，中枢気道の気管支拡張，末梢気道の濾胞性細気管支炎，閉塞性細気管支炎，びまん性汎細気管支炎などが認められることがあります．**関節リウマチではしばしば濾胞性細気管支

炎を合併し，閉塞性換気障害を呈します．関節リウマチに喘息を合併してい
る例では，呼吸状態が悪化した場合，喘息による細気管支炎，好酸球性細気
管支炎，または間接リウマチの濾胞性細気管支炎かを迷います．

　主に関節リウマチでは生物学的製剤や免疫抑制薬(メトトレキサートなど)
を使用することが多く，結核や気管支結核，薬剤性間質性肺炎の有無を画像
で診断する機会が多いです．結核・気管支結核を早期に診断するには，喀痰
検査(抗酸菌染色，培養)，血液検査［インターフェロン γ 遊離試験(IGRA)］，
胸部 CT です．また，薬剤性間質性肺炎では，咳嗽が出現する前に，CT 像
で淡い肺野濃度の上昇（ground glass opacities：GGO）が出現し，血液中
の SP-D，KL-6 などの間質性肺炎のマーカーの測定で対応します．

♣ 文　献

1) Durham SR, et al：Long-term clinical efficacy of glass-pollen immunotherapy. N Engl J Med **341**：468-475, 1999
2) Marogna M, et al：Long-lasting effects of sublingual immunotherapy according to its duration：a 15-year prospective study. J Allergy Clin Immunol **126**：969-975, 2010
3) 日本アレルギー学会：ダニアレルギーにおけるアレルゲン免疫療法の手引き（改訂版），メディカルレビュー社，東京，2018
4) Virchow JC, et al：Efficacy of a house dust mite sublingual allergen immunotherapy tablet in adult with allergic asthma. JAMA **315**：1715-1725, 2016
5) Schmitt J, et al：Allergy immunotherapy for allergic rhinitis effectively prevents asthma：results from a large retrospective cohort study. J Allergy Clin Immunol **136**：1511-1516, 2015
6) Mosbech H, et al：Standardized quality(SQ) house dust mite sublingual immunotherapy tablet (ALK) reduces inhaled corticosteroid use while maintaining asthma control：a randomized, double-blind, placebo-controlled trial. J Allergy Clin Immunol **134**：568-575, 2014
7) Virchow JC, et al：Efficacy of a house dust mite sublingual allergen immunotherapy tablet in adults with allergic asthma：a randomized clinical trial. JAMA **315**：1715-1725, 2016
8) National Heart, Lung, and Blood Institute. National Asthma Education and Prevention Program. Expert Panel Report 3 (EPR-3)：Guidelines for the Diagnosis and Management of Asthma. Full Report 2007
9) GINA Executive Committee. Global Initiative for Asthma：Global Strategy for Asthma Management and Prevention, 2017〈https://ginasthma.org/〉(2018 年 6 月閲覧)
10) Gluck JC, et al：The effect of pregnancy on the course of asthma. Immunol Al-

第7章　喘息，咳喘息における他科との関わり　247

lergy Clin North Am **26**：63-80, 2006

11）Findlay G, et al：Analgesic drugs in breast milk plasma. Clin Pharmacol Ther **29**：625-633, 1981

12）Muanda FT, et al：Use of antibiotics during pregnancy and the risk of major congenital malformations：a population based cohort study. Br J Clin Pharmacol **83**：2557-2571, 2017

13）伊藤真也，村島温子（編）：薬物治療コンサルテーション妊娠と授乳，改訂第2版，南山堂，東京，2014

14）田中裕士（著）：プライマリ・ケアの現場でもう困らない！止まらない"せき"の診かた，南江堂，東京，2016

15）日本スポーツ協会：アンチ・ドーピング〈http://www.japan-sports.or.jp/medicine/doping/tabid537.html〉（2018年5月閲覧）

16）日本学生陸上競技連合ホームページ〈http://www.iuau.jp/〉（2018年5月閲覧）

17）Warner DO, et al：Perioperative respiratory complications in patients with asthma. Anesthesiology **85**：460-467, 1996

18）National Heart, Lung, and Blood Institute. National Asthma Education and Prevention Program. Expert Panel Report 3（EPR-3）：Guideline for the diagnosis and Management of Asthma. Full Report 2007, Section 4, p365〈http://www.nhlbi.nih.gov/files/docs/guidelines/asthgdln.pdf〉（2018年4月閲覧）

19）山崎直哉ほか：肺癌オーダーメイド治療の現況と今後の展望　並存症を考慮に入れた肺癌の個別化治療．外科治療 **100**：250-255, 2009

20）近藤直実：小児喘息．アレルギー **61**：771-784, 2012

21）Tai A, et al：The association between childhood asthma and adult chronic obstructive pulmonary disease. Thorax **69**：805-810, 2014

coffee break
腸内細菌叢の変化でアレルギーが起こる？!

　先進国の乳児では抗菌薬使用や細菌への曝露の低下により，T-heler 1（Th1）の免疫反応には不十分となり，それに伴う Th2 免疫反応増加によりアレルギー疾患が発症しやすくなるという衛生仮説が早期アレルギー発症の機序としてこれまでは言われていました．最近は，それらは腸内細菌叢の変化によるものではないかと言われてきています．オランダでの生後1ヵ月の乳児を対象としたコホート研究[1] では，帝王切開で生まれてきた小児は喘息の発症リスクは経膣分娩で生まれた小児より高く，逆に母乳栄養で育った小児の喘息発症率は低いことが言われています．その理由として，前者では産道内の細菌が出産時に経口摂取しなかったために，*Bifidobacteria* や *Bacteroides* が減少し，*Clostridium difficile* が増加していました．後者では母乳摂取により細菌も同時に摂取しますが，人工乳で育てられた小児では母乳栄養児と比較して，*Escherichia coli*，*Clostridium difficile*，*Lactobacilli*，*Bacteroides* が増加していました[2]．つまり，帝王切開，動物への曝露低下，周産期の抗菌薬使用，兄弟数の減少により，腸内細菌叢が喘息を発症しやすいものに変化し，アレルギー疾患発症に関与している可能性が示唆されます．

　もう一つ，腸内細菌叢の変化とアレルギー疾患発症に関係があるかもしれないことをご紹介します．後天性の食物アレルギーやアトピー性皮膚炎は，腸管透過性亢進（leaky gut）により，腸菅上皮細胞間の tight junction が緩み，その隙間から未消化な物質や細菌が通過し，パイエル板と呼ばれるリンパ組織に取り込まれ，アレルギーや炎症が起こることによるという推測です．**leaky gut の原因として，高脂肪食，飲酒，肥満，果糖や乳化剤，人工甘味料の摂取，抗菌薬内服，薬剤（アスピリン，解熱鎮痛薬，プロトンポンプ阻害薬）の投与によるとされています．また，食後の運動や人前で話す（public speech）ことでも leaky gut は起こります．**これらの原因食物の過剰摂取をなくすことで，もしかしたら後天性の食物アレルギーやアトピー性皮膚炎が和らぐ可能性も出てきました．腸内細菌叢を変化させる治療介入として，"有益な細菌"のエサとしてのプレバイオティクス（食物繊維やオリゴ糖など）やプロバイオティクス（乳酸菌やビフィズス菌など）投与の宣伝がされていますが，実際の投与量・方法や長期的な効果についての研究が必要と思います．

文　献
1) Thavagnanam S, et al：A meta-analysis of the association between Caesarean section and childhood asthma. Clin Exp Allergy **38**：629-633, 2008
2) Penders J, et al：Factors influencing the composition of the intestinal microbiota in early infancy. Pediatrics **118**：511-521, 2006

索引

和 文

あ

悪性腫瘍　215
アクリジニウム　10
アスピリン喘息（AERD）　133, 168, 203,
　237
アズマネックス®　4, 106
アスリート　235
アセチルコリン　123
アドエア®　6, 105
アトピー咳嗽　140
アニュイティ®　2
アノーロ®　14, 109
アレルギー性気管支肺アスペルギルス症
　（ABPA）　208
アレルギー性疾患　141
アレルギー性鼻炎　35, 49, 54, 131
アレルゲン免疫療法　39, 225
アンチ・ドーピング　235

い

胃食道逆流症（GERD）　19, 59, 136
一秒率（$FEV_{1.0}$％）　64
いびき音　29
イムノクロマト法　21, 155
インダカテロール　8
インターフェロンγ遊離試験（IGRA）
　220

う

ウイルス感染　123
ウメクリジニウム　12
　――／ビランテロール　14
　――／ビランテロール／フルチカゾン
　　14
ウルティブロ®　14, 108

え

エアロチャンバー　127
エクリラ®　10, 109
エピネフリン　168
エンクラッセ®　12, 109

お

オーキシス®　8, 110
オマリズマブ　24, 194
オルベスコ®　4, 107
オンブレス®　8, 110

か

加圧式定量噴霧吸入器（pMDI）　95, 102
咳嗽　26
　――-逆流自己悪循環　137
喀痰細胞診　216
花粉症　49, 226
カルチノイド　218
関節リウマチ　246
感冒　26
漢方薬　112

き

気管支温熱療法　200
気管支拡張症　209
気管支拡張薬　171
気管支癌　215
気管支結核　219, 247
気管支サーモプラスティ　200
気管支内粘液栓子　208
気管支熱形成術　200
気管内腫瘍　217
喫煙による鼻炎　135
気道可逆性試験　53, 71
気道過敏性亢進　37
気道過敏性試験　27

吸入指導　115
吸入ステロイド薬　→ ICS
吸入薬　2, 77
　　──過剰投与　46
　　──ステップダウン　95
　　──適応外　111
　　──副作用　47
キュバール®　2, 106
強制オシレーション法　72
胸線間質性リンパ球新生因子（TSLP）
　　68, 197
胸部 X 線　64, 208, 216, 219
禁煙指導　182
緊急入院　178

く

クォンティフェロン® TB ゴールド
　　（QFT-3G）　220
口すぼめ呼吸　76
グリコピロニウム　12
　　──／インダカテロール　14
　　──／ホルモテロール／ブデソニド
　　　　14

け

形質細胞様樹状細胞（pDC）　190
経皮の動脈血酸素飽和度（SpO$_2$）　166
結核　247
血管運動性鼻炎　135
解熱鎮痛薬　237

こ

抗菌薬　172
口腔喉頭カンジダ症　148
抗好中球細胞質抗体（ANCA）　213
抗コリン薬　122
黄砂　129
好酸球性気道炎症　62
好酸球性多発血管炎性肉芽腫症（EGPA）
　　212
好酸球性副鼻腔炎　133
好酸球増多　63
好酸球測定　53

抗体依存性細胞傷害活性（ADCC 活性）
　　196
呼気中一酸化窒素濃度（FeNO）　62, 70
呼吸機能低下　174
呼吸リハビリテーション　114, 169

さ

再評価　57
作業関連喘息　144
作業増悪性喘息　144
左室拡張機能不全　55
サルメテロール　10
酸素投与　167, 173
産婦人科　231

し

シクレソニド（CIC）　4
持続型喘息　41
耳鼻咽喉科疾患　131
シーブリ®　12, 109
シムビコート®　6, 84, 103
習慣性咳嗽　160
重症喘息　193
修正 MRC（mMRC）質問票　57, 58
手術　239
授乳婦　231
証　112
症状安定　95
症状不安定　91
小児科　242
小児喘息　242
職業性喘息　144
職場環境　146
徐放性テオフィリン薬　111
心因性咳嗽　128, 159
新規アレルゲン感作抑制　229
身体活動性　73
身体の咳嗽　160
診断的治療　44, 53
心不全　187

す

スギ免疫療法　226

ステロイド薬　167, 171
　　──全身投与　176, 214
スパイロメトリー　53, 64, 71
スピオルト®　12, 108
スピリーバ®　10, 109

せ

整形外科　235
生物学的製剤　193
精密検査　66
喘鳴　26
咳喘息　28, 140
舌下免疫療法（SLIT）　225
セレベント®　10, 110
遷延性咳嗽　128
潜在性結核感染症（LTBI）　220
全身麻酔下手術　240
喘息
　　──急性増悪　166
　　──吸入薬適応外　111
　　──検査　68
　　──再評価　59
　　──重症度分類　81, 82
　　──症状　17, 25
　　──症状変化　91
　　──診断　40
　　──早期診断基準案　27
　　──大発作　178, 180
　　──長期管理　78
　　──治療ステップ　79
　　──と COPD のオーバーラップ
　　　　→ ACO

そ

総 IgE 値　63
増悪歴　183
ゾレア®　24, 194

た

ダニ免疫療法　39, 226, 227
短時間作用性 β_2 刺激薬（SABA）　167

ち

チオトロピウム　10
　　──/オロダテロール　12
チャーグ・ストラウス症候群（CSS）
　　213
中枢気管支拡張　208
腸管透過性亢進　249
長期管理薬　2
　　──ステップダウン　100
長時間作用性 β_2 刺激薬　→ LABA
長時間作用性抗コリン薬　→ LAMA
腸内細菌叢　249
治療使用特例（TUE）　235

て

帝王切開　249
定期治療　40
低酸素血症　178
テオフィリン薬　168
笛音　29
テトラサイクリン系抗菌薬　157
デュピクセント®　197
デュピルマブ　197

と

特発性急性好酸球性肺炎（AEP）　223
ドライパウダー定量吸入器（DPI）　95,
　　102

に

ニューキノロン系抗菌薬　157
妊活〜妊娠中　231

ぬ

ヌーカラ®　24, 195

ね

粘液栓子　209, 211

の

囊胞肺線維症　209

は

肺音　29
肺癌　215
白苔　149
白内障手術　240
バチ指　76
抜歯　240
鼻茸　133
パルミコート®　4

ひ

ピークフローメーター　55
ピーナッツアレルギー　243
非びらん性胃食道逆流症（NERD）　137
百日咳　150

ふ

ファセンラ®　24, 196
副鼻腔気管支症候群　128
ブデソニド（BUD）　4
　　——/ホルモテロール　6
プライマリ・ケアでできる検査　51
フルタイド®　2
フルチカゾン　2
　　——/サルメテロール　6
　　——/ビランテロール　8
　　——/ホルモテロール　6
フルティフォーム®　6, 103
プレバイオティクス　249
プロバイオティクス　249
フローボリューム曲線　64, 218

へ

ベクロメタゾン　2
ペリオスチン　68
ベンラリズマブ　24, 194, 196

ほ

ホクナリン®　110
ボスミン®　168

発作性呼吸困難　18, 26
母乳栄養　249
ホルモテロール　8

ま

マイコプラズマ感染症　154
マイコプラズマ迅速診断キット　156
マクロライド系抗菌薬　157
マクロライド耐性菌　156
末梢血好酸球　63
慢性咳嗽　128
慢性副鼻腔気管支症候群　135
慢性閉塞性肺疾患　→ COPD

む

ムスカリン受容体　123, 124

め

メポリズマブ　24, 194

も

モストグラフ　72
モメタゾン　4

ら

雷雨関連喘息　49
ライノウイルス感染　190
ランダム化比較試験　119

り

リウマチ・膠原病内科　246

れ

レルベア®　8, 105

ろ

ロイコトリエン受容体拮抗薬（LTRA）
　111
労作時息切れ　18
濾胞性細気管支炎　246

欧　文

A

ACO（asthma-COPD overlap）
　　──急性増悪　187
　　──吸入薬適応外　113
　　──重症度分類　185
　　──症状　17, 22, 25
　　──症状変化　93
　　──診断　32, 43
　　──長期管理　86
　　──発作対応　174
air leak 症候群　166
allergic bronchopulmonary aspergillosis
　　（ABPA）　208
ANCA　213
antibiotics　172
antibody-dependent cell-mediated
　　cytotoxicity（ADCC）　196
aspirin-exacerbated respiratory disease
　　（AERD）　133, 204

B

bronchial thermoplasty　200
bronchodilator　171
β_2 受容体　126

C

Churg-Strauss syndrome（CSS）　213
coarse crackles　32
COPD
　　──Assessment Test（CAT）質問票
　　　57, 58
　　──合併肺癌の手術適応評価　241
　　──急性増悪　170, 183
　　──急性増悪パターン　185
　　──吸入薬適応外　113
　　──検査　69
　　──再評価　57
　　──視診　76
　　──症状　17, 25
　　──症状変化　93

　　──診断　31, 42
　　──長期管理　86
corticosteroids　171
cough hypersensitivity syndrome
　　（CHS）　129, 162
cough reflux self-perpetuating cycle
　　137
cystic fibrosis　209

D

DPT 三種混合ワクチン　151
dry-powder inhaler（DPI）　95, 102

E

enzyme-linked immunosorbent assay
　　（ELISA）　153
eosinophilic granulomatous polyangitis
　　（EGPA）　212

F

FeNO　62, 70
$FEV_{1.0}\%$　64
flare-up　28
functional respiratory imaging（FRI）
　　104
F スケール　59, 61, 138

H

Hamman's sign　166
Hoover 徴候　76

I

ICS　2, 77, 106
　　──/LABA 配合剤　6, 103
idiopathic acute eosinophilic pneumonia
　　（AEP）　223
IgA 抗体　153
IgM 抗体　153
intercellular adhesion molecule 1
　　（ICAM-1）　190
International Primary Care Airway
　　Group（IPAG）質問票　55, 56

J

Japan Asthma Control Survey（JACS）
質問票　59, 60

L

LABA　8, 110
LAMA　10, 78, 87, 109
　——/LABA 配合剤　12, 78, 87, 108
　——/LABA/ICS 配合剤　14, 94
latent tuberculosis infection（LTBI）
　220
loop-mediated isothermal amplification
　（LAMP）法　21, 151, 155
low-density lipoprotein recepter
　（LDLR）　190

M

major basic protein（MBP）　123
mucoid impaction　208

P

PM2.5　129
point of care testing（POCT）　157
polymerase chain reaction（PCR）法
　21, 151, 156
pressurized meter-dose inhaler（pMDI）
　95, 102
PT-IgG 抗体　152

R

reflex　137

reflux　137
rhonchi　29, 32

S

SABA　167
SACRA Study　35
SMART 療法　84, 91
SpO_2　166
stridor　30
subcutaneous immunotherapy（SCIT）
　225

T

tezepelumab　197
thunderstorm related asthma　49
thymic stromal lymphopoietin（TSLP）
　68, 197
tight junction　249
transient receptor potential vanilloid
　receptor subtype 1（TRPV1）　123,
　162
type-2 innate lymphoid cell（ILC2）
　190
T-スポット® TB（T-SPOT）　220

V

vocal cord dysfunction syndrome　128
volumereduction surgery　24

W

wheezes　29, 30

著者紹介

田中 裕士　(たなか ひろし)

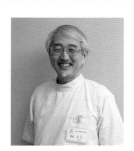

1957 年	北海道小樽市生まれ
1976 年	小樽潮陵高校卒業
1983 年	札幌医科大学医学部卒業
1983〜2011 年	札幌医科大学医学部呼吸器・アレルギー内科
1987 年	函館市立病院呼吸器科
1990 年	市立釧路総合病院呼吸器科
1991 年	札幌南一条病院呼吸器科
1992 年	札幌医科大学医学部呼吸器・アレルギー内科助手
1997 年	同　講師
2005 年	同　助教授
2007 年	同　准教授
2011〜2012 年	日本呼吸器学会『咳嗽に関するガイドライン第 2 版』作成委員
2011 年	医大前南 4 条内科院長
2012 年	認定 NPO 法人札幌せき・ぜんそく・アレルギーセンター理事長
2013 年	医療法人社団潮陵会理事長
2017〜2018 年	日本アレルギー学会『喘息予防・管理ガイドライン 2018』作成委員
	現在に至る

プライマリ・ケアの現場でもう困らない！
悩ましい"喘息・COPD・ACO"の診かた

2018 年 10 月 25 日　発行

著　者　田中裕士
発行者　小立鉦彦
発行所　株式会社　南江堂
〒113-8410　東京都文京区本郷三丁目 42 番 6 号
☎(出版)03-3811-7236　(営業)03-3811-7239
ホームページ http://www.nankodo.co.jp/
印刷・製本　小宮山印刷工業
装丁　渡邊真介

How to Diagnose and Treat of Asthma, COPD, ACO in Primary Care
© Nankodo Co., Ltd., 2018

定価は表紙に表示してあります。
落丁・乱丁の場合はお取り替えいたします。
ご意見・お問い合わせはホームページまでお寄せください。

Printed and Bound in Japan
ISBN978-4-524-24534-5

本書の無断複写を禁じます。
[JCOPY]〈(社)出版者著作権管理機構 委託出版物〉
本書の無断複写は，著作権法上での例外を除き，禁じられています．複写される場合は，そのつど事前に，(社)出版者著作権管理機構（TEL 03-3513-6969，FAX 03-3513-6979，e-mail: info@jcopy.or.jp）の許諾を得てください．

本書をスキャン，デジタルデータ化するなどの複製を無許諾で行う行為は，著作権法上での限られた例外（「私的使用のための複製」など）を除き禁じられています．大学，病院，企業などにおいて，内部的に業務上使用する目的で上記の行為を行うことは私的使用には該当せず違法です．また私的使用のためであっても，代行業者等の第三者に依頼して上記の行為を行うことは違法です．

『先生，せきが止まらないんです…』
——こんな患者さんが来て診療に困ったこと，ありませんか？
せきの見極めかた・対処法をこの一冊に！

フローチャートでらくらく鑑別診断

- 問診で絞り込む3つの診断ポイント
- 頻度の高い順で考える～咳嗽のタイプ別鑑別診断と治療
- 診療ポイントやエッセンスを凝縮

好評書第1弾

著　田中裕士

プライマリ・ケアの現場でもう困らない！

止まらない"せき"の診かた

プライマリ・ケアの現場で頻繁に遭遇するものの，
原因が多岐にわたるためその診断・治療に苦慮するケースの多い
"せき"の診かたをエキスパートに学ぶ．
基本的な診かたから原因疾患の見極め方，治療のコツまでをわかりやすく解説．
鑑別のフローチャート，各章冒頭のエッセンスやポイントで，
短時間で要点を確認できる．
臨床現場ですぐに役立つ心強い一冊．

主要目次

- ■はじめに：どうしてこんなに"せき"が止まらなくなったのか？
- ■2週間以上の咳嗽鑑別フローチャート
- ■8週間以上の慢性咳嗽鑑別フローチャート

- 第1章　問診で絞り込む3つの診断ポイント
- 第2章　頻度の高い順で考えよう："せき"のタイプ別鑑別診断と治療総論
- 第3章　問診の肝！過去の治療内容と症状からわかる本当の診断
- 第4章　診断がつけば容易に止まる咳喘息だが
- 第5章　意外に多いアレルギー性鼻炎・副鼻腔炎・咽喉頭炎に伴う"せき"
- 第6章　長引く"せき"を起こす感染症
- 第7章　無視できないPM2.5，黄砂，酸性霧による"せき"の悪化
- 第8章　心因性咳嗽の見破り方：薬が効かない待合室，診察室での耳障りな"せき"
- 第9章　仕事場での"せき"（職業性咳嗽）
- 第10章　新築・リフォーム後の家，タバコや線香の煙などで起こる"せき"
- 第11章　困ったときの漢方治療

■A5判・180頁　2016.9.　ISBN978-4-524-25977-9　定価（本体3,000円＋税）